Springer-Lehrbuch

SPRINGER NATURE

springernature.com

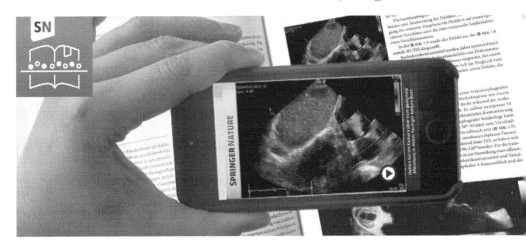

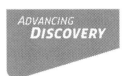

Ulrich Harten

Übungsbuch Physik für Mediziner

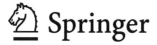 Springer

Prof. Dr. Ulrich Harten
Hochschule Mannheim
Mannheim, Deutschland

Die Online-Version des Buches enthält digitales Zusatzmaterial, das durch ein Play-Symbol gekennzeichnet ist. Die Dateien können von Lesern des gedruckten Buches mittels der kostenlosen Springer Nature „More Media" App angesehen werden. Die App ist in den relevanten App-Stores erhältlich und ermöglicht es, das entsprechend gekennzeichnete Zusatzmaterial mit einem mobilen Endgerät zu öffnen.

ISSN 0937-7433   ISSN 2512-5214   (electronic)
Springer-Lehrbuch
ISBN 978-3-662-59149-9   ISBN 978-3-662-59150-5   (eBook)
https://doi.org/10.1007/978-3-662-59150-5

Die Deutsche Nationalbibliothek verzeichnet diese Publikation in der Deutschen National-bibliografie; detaillierte bibliografische Daten sind im Internet über http://dnb.d-nb.de abrufbar.

Springer
© Springer-Verlag GmbH Germany 2019, korrigierte Publikation 2020

Fotonachweis Umschlag: © Kenjo / stock.adobe.com

Springer ist ein Imprint der eingetragenen Gesellschaft Springer-Verlag GmbH, DE und ist ein Teil von Springer Nature.
Die Anschrift der Gesellschaft ist: Heidelberger Platz 3, 14197 Berlin, Germany

Vorwort

Ich gehe davon aus, dass Sie sich im Internet eine Lizenz zum Kreuzen der IMPP-Fragen besorgt haben. An Ihrer Universität werden Ihnen sicher zur Vorbereitung auf die Prüfung passende Übungsaufgaben oder alte Klausuren zur Verfügung gestellt. Was also soll ein Übungsbuch Physik für Mediziner?

Sicherlich ist es sinnvoll, wenn Sie nicht nur physikalisches Wissen auswendig gelernt haben (das müssen Sie schon), sondern auch einige physikalische Zusammenhänge verstehen. Diese Zusammenhänge werden natürlich ausführlich unter anderem in meinem Lehrbuch dargestellt. Vor der Prüfung hilft es aber vielleicht, die Dinge, die in den Prüfungen tatsächlich abgefragt werden, noch einmal kompakt dargestellt zu bekommen und dann mithilfe von Verständnisfragen zu überprüfen, ob Sie diese auch verstanden haben.

Das ist die Idee dieses Buches. Ich habe hoffentlich einigermaßen vollständig recherchiert, welche Themen häufiger gefragt werden. Wenn ich irgendetwas Wichtiges übersehen habe, was bei Ihnen öfter gefragt wird, so schreiben Sie mir bitte. Natürlich beschränken sich die Lehrtexte in diesem Buch auf das häufig Gefragte und decken nicht alles ab, was überhaupt je gefragt wurde. Schon in den Lehrtexten und vor allen Dingen danach finden Sie ca. 200 Verständnisfragen, die zwar in der Regel in einer Klausur nicht so gestellt würden, Ihnen aber hoffentlich helfen, Struktur in Ihre Physikkenntnisse zu bekommen. Natürlich finden sich auch ausführliche Antworten, zum Teil in kurzen Videos, die Sie mit der Smartphone-App des Springer Verlags („Springer Nature More Media") abrufen können. Scannen Sie hierzu die gekennzeichneten Abbildungen mit der App oder rufen Sie die Inhalte unter Verwendung des E-Books direkt auf unter „Supplementary material" (Navigationsleiste) bzw. im Kapitelanhang.

Ich würde mich freuen, wenn sich diese Idee für Sie als fruchtbar erweist.

Die Bearbeitung des Buches im Verlag lag in den bewährten Händen von Frau Doyon und Frau Ströhla, denen ich für ihre Arbeit herzlich danke.

Ulrich Harten
Mannheim, Deutschland

Frühjahr 2019

Die Originalversion des Buchs wurde revidiert. Ein Erratum ist verfügbar unter https://doi.org/10.1007/978-3-662-59150-5_9

Inhaltsverzeichnis

Über den Autor

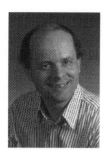

Ulrich Harten

Diplom-Physiker, Dr. rer. nat., geboren 1955, Studium der Physik in Göttingen und Stuttgart, 6-jährige Industrietätigkeit (BASF), seit 1993 Professor an der Hochschule Mannheim.

Mathematische Grundlagen

Elektronisches Zusatzmaterial: Die elektronische Version dieses Kapitels enthält
Zusatzmaterial, das berechtigten Benutzern zur Verfügung steht
https://doi.org/10.1007/978-3-662-59150-5_1. Die Videos lassen sich mit Hilfe der SN More
Media App abspielen, wenn Sie die gekennzeichneten Abbildungen mit der App scannen

Die Originalversion dieses Kapitels wurde revidiert. Ein Erratum ist verfügbar unter
https://doi.org/10.1007/978-3-662-59150-5_9

© Springer-Verlag GmbH Germany 2019
U. Harten, *Übungsbuch Physik für Mediziner*, Springer-Lehrbuch,
https://doi.org/10.1007/978-3-662-59150-5_1

1

1.1 Einheiten

Will man ein Messergebnis angeben, so muss man neben der Maßzahl auch noch die Einheit dazu nennen, in der man gemessen hat. Für das Rechnen mit Messergebnissen ist es sehr nützlich, immer die Einheiten des internationalen Einheitensystems ohne Erweiterungen (Vorsilben) zu verwenden. Allerdings sind diese Erweiterungen sehr beliebt und für die Prüfung müssen Sie die folgenden auswendig wissen (◧ Tab. 1.1):

❓ Wie viele pm (Pikometer) sind in einem cm (Zentimeter)? Wie viele mW in einem MW?

✅ 1 pm = 10^{-12} m und 1 cm = 10^{-2} m. Daher sind also 10^{10} Pikometer in einem Zentimeter. Es sind 10^9 Milliwatt (10^{-3} W) in einem Megawatt (10^6 W).

Im Einheitensystem gibt es sog. **Basiseinheiten**: die Sekunde (s), der Meter (m), das Kilogramm (kg), das Ampere (A), das Kelvin (K) und das Mol (mol). Dazu gehören die sog. Basisdimensionen: Zeit, Länge, Masse, Stromstärke, Temperatur und Stoffmenge. (In dieser Aufzählung habe ich die Candela für die Lichtstärke weggelassen, diese Einheit ist üblicherweise nicht prüfungsrelevant). Die Einheiten aller anderen Größen können als Produkte und Quotienten der Basiseinheiten geschrieben werden. Alle wichtigen dieser sog. **abgeleiteten Einheiten** haben noch eigene Namen. Es ist sehr nützlich, die Zusammensetzung dieser Einheiten aus den Basiseinheiten auswendig zu lernen, da dies erstens manchmal abgefragt wird und man sich zweitens so besser an die physikalischen Zusammenhänge und die Definition der Größen erinnern kann. So gilt für die Einheit der Kraft:

$$1\,\text{Newton} = 1\,\text{N} = 1\,\text{kg}\,\frac{\text{m}}{\text{s}^2}.$$

◧ **Tab. 1.1 Erweiterung von Einheiten**

Vorsilbe	Kennbuchstabe	Zehnerpotenz
Pico	p	10^{-12}
Nano	n	10^{-9}
Mikro	μ	10^{-6}
Milli	m	10^{-3}
Zenti	c	10^{-2}
Dezi	d	10^{-1}
Hekto	h	10^2
Kilo	k	10^3
Mega	M	10^6
Giga	G	10^9

Dabei kann man leicht das zweite Newton'sche Gesetz erkennen: Kraft gleich Masse mal Beschleunigung. Hier ist die Tabelle mit den abgeleiteten Einheiten, die Sie wissen sollten (◘ Tab. 1.2):

Wie drückt man die Einheit Volt (V) in den Basiseinheiten aus?

Es ist: $1\,V = 1\dfrac{W}{A} = 1\dfrac{J}{A \cdot s} = 1\dfrac{N \cdot m}{A \cdot s} = 1\dfrac{kg \cdot m \cdot m}{s^2 \cdot A \cdot s} = 1\dfrac{kg \cdot m^2}{A \cdot s^3}$

◘ **Tab. 1.2** Abgeleitete Einheiten

Größe	Einheit	in Basiseinheiten
Frequenz	1 Hz = 1 Hertz	$= \dfrac{1}{s}$
Kraft	1 N = 1 Newton	$= 1\dfrac{kg \cdot m}{s2}$
Energie	1 J = 1 Joule	$= N \cdot m = 1\dfrac{kg \cdot m^2}{s^2}$
Leistung	1 W = 1 Watt	$= 1\dfrac{J}{s} = 1\,V \cdot A$
Druck	1 Pa = 1 Pascal	$= 1\dfrac{N}{m^2}$
el. Spannung	1 V = 1 Volt	$= 1\dfrac{W}{A}$
el. Widerstand	1 Ω = 1 Ohm	$= 1\dfrac{V}{A}$
el. Leitwert	1 S = 1 Siemens	$= 1\dfrac{A}{V} = \dfrac{1}{\Omega}$
el. Ladung	1 C = 1 Coulomb	$= 1\,A \cdot s$
el. Kapazität	1 F = 1 Farad	$= 1\dfrac{C}{V}$
Aktivität	1 Bq = 1 Becquerel	$= \dfrac{1}{s}$
Energiedosis	1 Gy = 1 Gray	$= 1\dfrac{J}{kg}$
Äquivalenzdosis	1 Sv = 1 Sievert	$= 1\dfrac{J}{kg}$

1

Es gibt noch ein paar wichtige Einheiten, die nicht zum internationalen Einheitensystem gehören. Wie viele Sekunden eine Minute und eine Stunde haben, wissen Sie hoffentlich. Sie müssen auch wissen, dass 1000 Liter ein Kubikmeter sind (**1000 l = 1 m³**). Der Blutdruck wird in alter Tradition in mmHg gemessen. Wenn Sie 76 cm in Quecksilber untertauchen, ist der Druck da unten 10^5 Pa (Pascal) – das ist ziemlich genau der Luftdruck – höher als an der Oberfläche, also: **760 mmHg = 10⁵ Pa**.

❓ Wie viel Kubikmillimeter sind in einem Liter?

✅ Ein Liter sind 1000 cm³ = 1000 (10 mm)³ = 10^6 mm³

1.2 Prozentrechnung

Eine Prozentangabe ist eigentlich etwas sehr Einfaches: der Quotient des Wertes einer Größe durch den Wert einer Bezugsgröße multipliziert mit 100. In einem Liter Wein mit einem Alkoholgehalt von 7,5 % sind 0,075 l Alkohol. Dennoch bereitet das Rechnen mit Prozenten dem Ungeübten manchmal (z. B. nach Genuss des Weins) Probleme. Daher habe ich im Kapitel Fragen und Antworten einige Übungen eingefügt. Die Fähigkeit wird für die Prüfung nützlich sein.

❓ Wenn die Party-Gäste schon 25 % der Häppchen gegessen haben, wie viel Prozent der Häppchen die noch da sind, müssen an Häppchen dazu getan werden, damit wieder so viel vorhanden ist wie am Anfang?

✅ Sagen wir, es sind am Anfang 100 Häppchen. Es sind dann also 25 Häppchen gegessen worden, 75 Häppchen sind noch da. Ein Drittel davon sind 25 Häppchen, die nun wieder dazu getan werden müssen. Es müssen also etwa 33 % der noch vorhandenen Häppchen dazu getan werden.

1.3 Funktionen

1.3.1 Bogenmaß, Sinus, Cosinus

Vor allem im Zusammenhang mit Schwingungen und Wellen werden Winkel gern in Bogenmaß angegeben. Das ist das Verhältnis von einem Kreisbogen zum Radius (◻ Abb. 1.1). ◻ Abb. 1.2 zeigt die wichtigsten Umrechnungen zum normalen Winkelgrad. Obwohl das Bogenmaß das Verhältnis zweier Längen ist, wird ihm manchmal die Einheit Radian (rad) gegeben.

Die wichtigsten Funktionen, die einen Winkel als Argument haben, sind Sinus und Cosinus (◻ Abb. 1.3):

Der Cosinus ergibt sich aus dem Sinus durch eine Verschiebung um π/2 oder 90°:

$$\cos(x) = \sin\left(x + \frac{\pi}{2}\right)$$

⬤ Abb. 1.1   Winkel in Bogenmaß: $\alpha = s/r$ (Aus Harten: Physik f. Mediziner 2017)

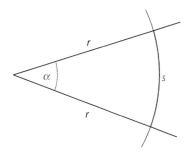

⬤ Abb. 1.2   Umrechnung von Winkelgrad in Bogenmaß (Aus Harten: Physik f. Mediziner 2017)

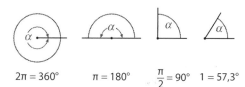

$$2\pi = 360° \qquad \pi = 180° \qquad \frac{\pi}{2} = 90° \qquad 1 = 57{,}3°$$

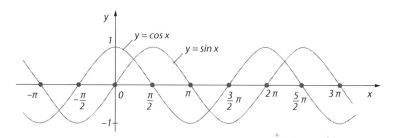

⬤ Abb 1.3   Die Sinus- und die Cosinus-Funktion

1.3.2 e-Funktion

In den Prüfungen tritt die e-Funktion auf in Zusammenhang mit dem radioaktiven Zerfall (Zerfallsgesetz), der Kondensatorentladung, dem Wachstum von Zellkulturen und bei der Absorption von Röntgenstrahlen auf. Die e-Funktion kann steigen oder fallen, meist interessiert die fallende Variante mit negativem Exponenten (⬤ Abb. 1.4). Eine sehr wichtige Eigenschaft der e-Funktion ist, dass sich ihr Wert in immer gleichen Intervallen des Arguments halbiert, der **Halbwertszeit** $T_{1/2}$ oder (bei Absorption) **Halbwertsdicke** $d_{1/2}$ (⬤ Abb. 1.5). Wie schnell die e-Funktion abfällt, wird durch einen Faktor im Exponenten bestimmt.

Bei einer zeitlichen Abhängigkeit drückt man das meistens durch eine **Zeitkonstante** τ aus:

$$N(t) = N_0 \cdot e^{-\frac{t}{\tau}}.$$

1

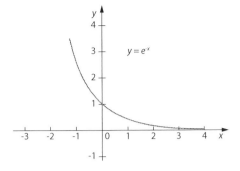

◘ **Abb. 1.4**   Exponentialfunktion mit negativem Exponenten (Aus Harten: Physik f. Mediziner 2017)

◘ **Abb. 1.5**   Charakteristik der e-Funktion: die Schrittweite $x_{1/2}$ halbiert den Wert der Funktion unabhängig davon, wo sie auf der x-Achse liegt. In der Anwendung heißt sie Halbwertszeit oder Halbwertsdicke (Aus Harten: Physik f. Mediziner 2017)

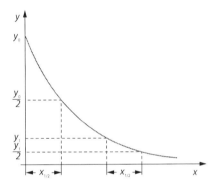

Für die Halbwertszeit gilt: $T_{1/2} = \tau \cdot \ln 2 \approx \tau \cdot 0,7$.

Bei Absorption spricht man vom Absorptionskoeffizienten (Extinktionskonstante) α oder k in der Optik und vom Schwächungskoeffizienten μ bei Röntgenstrahlen:

$$I(x) = I_0 \cdot e^{-k \cdot x}.$$

❓ Nach 30 s ist die Anzahl der radioaktiven Atome auf ein Achtel gefallen. Wie groß sind die Halbwertszeit und die Zeitkonstante?

✅ Wenn die Anzahl der Atome auf ein Achtel gefallen ist, sind drei Halbwertszeiten verstrichen $\left(\frac{1}{8} = \left(\frac{1}{2} \right)^3 \right)$, hier also drei mal 10 s. Die Zeitkonstante ist die Halbwertszeit geteilt durch ln2, also etwa 14,4 s.

1.3.3 **Logarithmus**

Der Logarithmus ist die Umkehrfunktion zur Exponentialfunktion, also zum Beispiel:

$$\log_{10}\left(10^{k \cdot x}\right) = \lg\left(10^{k \cdot x}\right) = k \cdot x$$

Der Logarithmus in den Prüfungen ist aus historischen Gründen immer der zur Basis 10 (Zehnerlogarithmus, dekadischer Logarithmus) und sieht so aus (◘ Abb. 1.6):

Da das menschliche Ohr eine etwa logarithmisch verlaufende Empfindlichkeit hat, werden Lautstärken in dem logarithmischen Pegel (Dezibel)-Skala angegeben. Der **Pegel** L ist der Zehnerlogarithmus des Verhältnisses zweier Intensitäten I mal 10 (oder Amplituden A mal 20):

$$L = 10 \cdot \lg \frac{I_1}{I_0}$$

Damit ergibt sich folgende Tabelle (◘ Tab. 1.3):

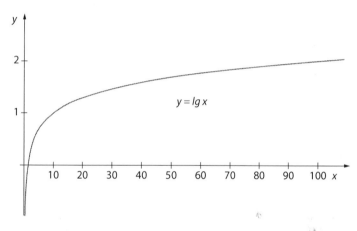

◘ **Abb. 1.6**   Der Logarithmus zur Basis 10 (Zehnerlogarithmus)

◘ **Tab. 1.3**   Pegel versus Intensitätsverhältnis

L in dB (Dezibel)	Intensitätsverhältnis	Amplitudenverhältnis
0	1	1
3	1,995	1,41
10	10	3,16
20	100	10
40	10.000	100
60	1.000.000	1000
−10	0,1	0,316
−40	0,0001	0,01

1

Eine wichtige Rechenregel für den Logarithmus lautet:

$$\lg(a) + \lg(b) = \lg(a \cdot b) \text{ und } \lg(a) - \lg(b) = \lg\left(\frac{a}{b}\right)$$

Aufgrund dieser Rechenregeln für den Logarithmus führt eine Addition der Pegel zu einer Multiplikation der Intensitätsverhältnisse.

❓ Welchem Intensitätsverhältnis entsprechen 13 Dezibel?

✅ 10 Dezibel sind ein Faktor 10, 3 Dezibel knapp ein Faktor 2, also sind 13 Dezibel = 10 Dezibel + 3 Dezibel knapp ein Faktor 20 in der Intensität.

1.4 Messunsicherheit, Normalverteilung

1.4.1 Messunsicherheit

Wenn man eine Messung macht, wird sich ein gewisser Messfehler nicht vermeiden lassen. Die Abschätzung dieses möglichen Messfehlers nennt man Messunsicherheit. Messen wir also die Länge eines Tisches zu 2,00 m und schätzen, dass wir das auf 2 cm genau gemacht haben, so schreiben wir:

$$l_{\text{Tisch}} = 2,00\,\text{m} \pm 0,02\,\text{m}$$

Die 2 cm nennen wir die **absolute** Messunsicherheit und bezeichnen sie mit $u(l)$. Diese hat also immer die Einheit der Messgröße. Daneben gibt man oft die **relative** Messunsicherheit in Prozent an, das ist in diesem Fall:

$$\frac{u(l)}{l_{Tisch}} = \frac{0,02\text{m}}{2,00\text{m}} = 0,01 \text{ entspricht } 1\%$$

Solche Umrechnungen werden öfter gefragt. Die Länge des Tisches wurde hier mit den signifikanten Stellen angegeben, also mit zwei Stellen (2,00 m) hinter dem Komma, da die Unsicherheit eben in der zweiten Stelle hinter dem Komma liegt. Würde man 2,0000 m schreiben, so könnte der Leser erwarten, dass wir auf einige Zehntel Millimeter genau gemessen hätten bzw. auf einige 0,1 Promille.

❓ Ein Arzt misst die Körpergröße seiner Patienten auf ±1 cm genau. Ungefähr welche relative Unsicherheit ergibt sich dann für einen Erwachsenen bzw. für ein Kind?

✅ Sagen wir, der Erwachsene ist 1,70 m groß und das Kind 1 m. Dann ist die relative Unsicherheit für das Kind $\frac{1\,\text{cm}}{100\,\text{cm}} = 0,01$ entspricht 1% und für den Erwachsenen ca. 0,6 %.

Abb. 1.7 Normalverteilung

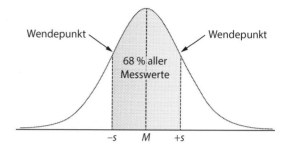

Abb 1.8 Zur Frage Normalverteilung

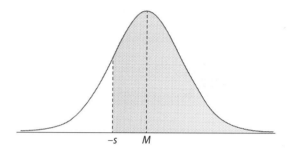

1.4.2 **Normalverteilung**

Misst man bei 100 Probanden den Blutdruck, werden nicht alle den gleichen Wert haben, sondern die Werte werden über einen gewissen Bereich verteilt sein. Diese Verteilung der Werte hat eine besondere Form, wenn die Werte zufällig verteilt sind, was üblicherweise der Fall ist. Man nennt dies Normalverteilung (**Abb. 1.7**). Das Maximum der Verteilung liegt im arithmetischen **Mittelwert** M der Blutdruckwerte. Die Breite der Verteilung wird aus nicht einfach zu verstehenden Gründen vom Wendepunkt auf der einen Flanke zum Wendepunkt auf der anderen Flanke gemessen. Die halbe Breite wird **Standardabweichung** genannt und mit s oder σ bezeichnet. **68 %** aller Messwerte liegen in dieser Breite von zwei Standardabweichungen. Diese Prozentzahl müssen Sie sich v. a. für die IMPP-Prüfung gut merken.

❓ Wie viel Prozent der Messwerte liegen im grau unterlegten Bereich in **Abb. 1.8**?

✅ Da die Verteilung symmetrisch ist, liegen in der rechten Hälfte 50 % der Messwerte, und hier kommt noch die Hälfte der 68 %, also 34 %, dazu. Das macht 84 %.

Gelegentlich braucht man in der Prüfung auch noch den Prozentsatz der Werte, die im Bereich ±2 Standardabweichungen liegen: 95 % (**Abb. 1.9**)

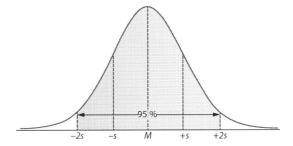

◨ **Abb. 1.9**   Im Bereich von ±2 Standardabweichungen liegen 95 % der Messwerte

Die Normalverteilung spielt auch noch im Zusammenhang mit der Messunsicherheit eine Rolle. Ein Messfehler in der Messung der Länge eines Tisches kann dadurch entstehen, dass die Markierungen auf dem Maßband systematisch zu eng liegen und Sie daher eine zu große Länge messen. Das nennt man einen systematischen Fehler, den Sie nur beheben können, indem Sie ein anderes Maßband verwenden. Vielleicht können Sie aber auch einfach nicht so genau ablesen. Wenn Sie dann die Messung mehrmals wiederholen, kommt immer etwas anderes heraus. Das nennt man **zufällige Fehler**. Auch sie sind mit einer Normalverteilung verteilt. Hier gibt es nun zwei interessante Aussagen (die sich aus der Wahrscheinlichkeitstheorie ergeben): Die beste Schätzung für die tatsächliche Tischlänge ist der **Mittelwert *l*** (also das Maximum der Verteilung). Die Messunsicherheit der Messung (genauer gesagt das 68-%-Konfidenzintervall) wird durch die Standardabweichung *s* geteilt durch die Wurzel aus der Zahl der Messungen *n* bestimmt:

$$u(l) = \frac{s}{\sqrt{n}}$$

Dieses Verhältnis heißt auch **Standardfehler des Mittelwerts**. Auch das müssen Sie sich merken.

❓ Wie viel mehr Messungen müssen Sie machen, um die Messunsicherheit bei zufälligem Fehler auf ein Drittel zu senken?

✅ Da der Standardfehler des Mittelwerts mit der Wurzel aus der Zahl der Messungen schrumpft, müssen Sie neunmal so viele Messungen machen.

1.5 Fragen und Aufgaben

1.5.1 Einheiten

■ ■ **Frage 1.1**

Wie viel Sekunden hat ein Jahr? Drücken Sie die Zahl mit zwei Stellen hinter dem Komma und Vorsilbe aus.

■■ **Frage 1.2**

Reduzieren Sie die angegebenen Einheitenterme auf eine Basiseinheit:

$$a)\,1\,\frac{V \cdot A}{Gy \cdot Bq} \qquad b)\,1\,\frac{W \cdot \Omega}{V^2} \qquad c)\,1\,\frac{N^2}{Pa \cdot J}$$

1.5.2 Prozentrechnen

■■ **Frage 1.3**

Wie viel sind 20 % von 20 % von 50 m?

■■ **Frage 1.4**

Wie viel Kochsalz (in Kilogramm) braucht man, um mit 10 l Wasser eine isotone Kochsalzlösung (0,9 Gewichtsprozent NaCl) anzurühren?

■■ **Frage 1.5**

Wenn der Luftdruck auf einem hohen Berg 50 kPa beträgt, wie hoch ist der Stickstoffpartialdruck?

1.5.3 Bogenmaß, Sinus, Cosinus

■■ **Frage 1.6**

Wie viel Winkelgrad sind:

$$a)\,\frac{\pi}{6} \qquad b)\,\frac{\pi}{20} \qquad c)\,3 \cdot \pi\,?$$

■■ **Frage 1.7**

Wie groß sind diese Winkel in Bogenmaß?
a) $120°$ b) $270°$ c) $540°$

■■ **Frage 1.8**

Bei welchem Winkel zwischen $0°$ und $180°$ schneiden sich die Sinus- und die Cosinus-Funktion?

■■ **Frage 1.9**

Auch $(\sin(x))^2$ ist eine periodische Funktion. Wie lang ist ihre Periode?

1.5.4 e-Funktion, Logarithmus

■■ **Frage 1.10**

Eine e-Funktion startet bei $t = 0$ mit dem Wert 1 und hat nach drei Minuten den Wert 0,125. Was ist die Halbwertszeit dieser Funktion?

1

■■ **Frage 1.11**

Eine e-Funktion hat eine Halbwertszeit von 10 s und hat nach einer halben Minute den Wert 1. Welchen Wert hatte sie bei $t = 0$?

■■ **Frage 1.12**

Welchen Wert hat das Intensitätsverhältnis bei einem Pegel von 50 dB?

■■ **Frage 1.13**

Welchen Wert hat das Intensitätsverhältnis ungefähr bei einem Pegel von 23 dB?

1.5.5 Messunsicherheit, Normalverteilung

■■ **Frage 1.14**

Sie messen einen Blutdruck von 120 mmHg mit einer absoluten Unsicherheit von 6 mmHg. Wie groß ist die relative Unsicherheit?

■■ **Frage 1.15**

Leider können Sie den Nahpunkt der Augen eines Patienten nur auf 20 % genau zu 20 cm bestimmen. Zwischen welchen Werten kann der Nahpunkt dann ungefähr liegen?

■■ **Frage 1.16**

Würden Sie erwarten, dass das Körpergewicht aller Mitglieder in einem Fitnesscenter normal verteilt ist?

■■ **Frage 1.17**

Die ◘ Abb. 1.10 zeigt zwei Normalverteilungen um den Mittelwert Null. Wie lauten ungefähr die Standardabweichungen?

■■ **Frage 1.18**

Die Bundeswehr misst den Umfang der Köpfe von den Soldaten und findet heraus, dass er normal verteilt ist mit einem Mittelwert von 57 cm und einer Standardabweichung von 2,6 cm.

◘ **Abb. 1.10**   Zu Frage 1.17

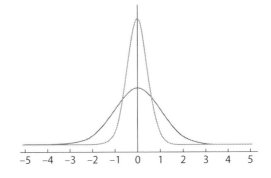

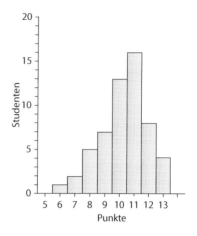

a) Wie viel Prozent der Soldaten haben einen Kopfumfang größer 59,6 cm?

b) Wie viel Prozent haben einen Kopfumfang zwischen 54,4 und 59,6 cm?

▪▪ Frage 1.19

Das Histogramm zeigt die Zahl der Studenten mit gewissen Punktzahlen in einem Test. Was ist ungefähr die mittlere Punktzahl pro Student (s. ◘ Abb. 1.11)?

1.6 Antworten und Lösungen

1.6.1 Einheiten

▪▪ Antwort 1.1

Ein Jahr hat bekanntlich 365 Tage. Jeder Tag hat 24 Stunden, das sind 8760 Stunden im Jahr. 1 Stunde hat 60 Minuten und 1 Minute 60 Sekunden. Das sind 3600 Sekunden pro Stunde. Diese müssen wir nun mit der Zahl der Stunden im Jahr multiplizieren und das ergibt die ziemlich große Zahl 31.536.000. Da lohnt es sich schon, mit einer Vorsilbe zu arbeiten, in diesem Falle also am besten Mega für die Million. Mit zwei Stellen hinter dem Komma kommen wir so auf 31,53 Megasekunden. Mit dieser Angabe sind wir also schon etwas ungenau, da wir 6000 Sekunden unterschlagen. Drei Stellen hinter dem Komma wären genauer.

▪▪ Antwort 1.2

Man konsultiert hierzu die ◘ Tab. 1.2. Dabei ist es nun nicht unbedingt sinnvoll, gleich auf die Basiseinheiten zu reduzieren, sondern Zwischenschritte über andere abgeleitete Einheiten zu wählen. Das sieht dann so aus:

a) $\quad 1\dfrac{V \cdot A}{Gy \cdot Bq} = 1\dfrac{W}{\dfrac{J}{kg} \cdot \dfrac{1}{s}} = 1\dfrac{\dfrac{J}{s}}{\dfrac{J}{kg} \cdot \dfrac{1}{s}} = 1\,kg$

1

b) $1\dfrac{N^2}{Pa \cdot J} = 1\dfrac{N^2}{\dfrac{N}{m^2} \cdot Nm} = 1m$

c) $1\dfrac{W \cdot \Omega}{V^2} = 1\dfrac{V \cdot A \cdot \dfrac{V}{A}}{V^2} = 1$

1.6.2 **Prozentrechnen**

■■ **Antwort 1.3**

20 % entsprechen einem Fünftel. Ein Fünftel von 50 m sind 10 m. Und davon sollen nun noch mal 20 %, also ein Fünftel, genommen werden. Dann sind wir bei 2 m.

■■ **Antwort 1.4**

10 l Wasser haben ziemlich genau eine Masse von 10 kg. 0,9 % von 10 kg (denn es geht um Gewichtsprozent) sind dann also 0,09 kg oder 90 g. Ganz genau genommen wären aber die 0,9 % nicht auf das reine Wasser, sondern auf die isotone Lösung zu beziehen, also in etwa auf 10 kg Wasser plus 90 g Kochsalz. Dann wären noch einige Hundertstelgramm dazu zu tun. Das darf bei solchen Aufgaben vernachlässigt werden.

■■ **Antwort 1.5**

Für eine solche Aufgabe müssen Sie vor allen Dingen erst einmal wissen, wie viel Prozent der Luft aus Stickstoff besteht, genauer gesagt, wie viel Prozent der Moleküle in der Luft Stickstoffmoleküle sind. Da reicht es, wenn Sie sich 80 % merken (es sind genau 78,08 %). 80 % entsprechen einem Faktor von vier Fünfteln. 4/5 von 50 kPa sind 40 kPa (s. Video ◘ Abb. 1.12).

1.6.3 **Bogenmaß, Sinus, Cosinus**

■■ **Antwort 1.6**

Die angegebenen Werte sind immer mit 360° zu multiplizieren und durch 2π zu teilen. Dann ergibt sich: a) $\dfrac{360°}{12} = 30°$ b) $\dfrac{360°}{40} = 9°$ c) $\dfrac{3 \cdot 360°}{2} = 540°$

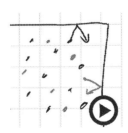

◘ **Abb. 1.12**   Zu Antwort 1.5 Video

■■ **Antwort 1.7**

Hier müssen wir nun umgekehrt die Werte mit 2π multiplizieren und durch 360° teilen.

Dann ergibt sich: a) $2\pi\dfrac{120°}{360°} = \dfrac{2}{3}\pi$ b) $2\pi\dfrac{270°}{360°} = \dfrac{6}{4}\pi$ c) $2\pi\dfrac{540°}{360°} = \dfrac{6}{2}\pi$

■■ **Antwort 1.8**

Schauen Sie auf die ◘ Abb. 1.3. Wegen der Symmetrie der Funktionsverläufe schneiden sich Sinus und Kosinus genau in der Mitte zwischen 0 und $\dfrac{\pi}{2}$, d. h. zwischen 0° und 90°, also bei 45°. Der nächste Schnittpunkt ist dann im Negativen erst bei einem Winkel über π, also schon über 180°.

■■ **Antwort 1.9**

Die Quadratbildung führt dazu, dass sozusagen die negativen Teile der Sinusfunktion hochgeklappt werden. Daher ist die Periode nun nur noch halb so lang. $\sin^2$ sieht ansonsten der Sinusfunktion recht ähnlich (s. Video ◘ Abb. 1.13).

1.6.4 e-Funktion, Logarithmus

■■ **Antwort 1.10**

0,125 ist ein Achtel von 1. Ein Achtel wiederum ist einhalbmal einhalbmal ein halb. Dieser Wert stellt sich also nach drei Halbwertszeiten ein. Laut der Aufgabe ist das nach 3 min. Also beträgt eine Halbwertszeit 1 min.

■■ **Antwort 1.11**

0,5 min sind 3 mal 10 s. Jede 10 s halbiert sich der Wert der Funktion. Wenn er also nach zwölf Halbwertszeiten den Wert eins hatte, so hatte er am Anfang den Wert $2^3 = 8$ (s. Video ◘ Abb. 1.14).

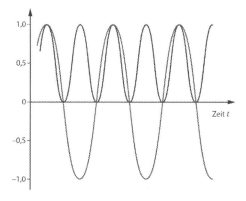

◘ **Abb. 1.13**   Sinus (auch ins negative gehender Graph) und Sinus quadrat (Graph nur im Positiven)

1

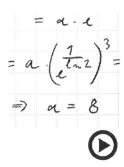

○ **Abb. 1.14**   Zu Antwort 1.11 Video

■■ **Antwort 1.12**

Das Intensitätsverhältnis errechnen wir aus dem Pegel, indem wir den Pegel durch zehn teilen und dann zehn hoch die resultierende Zahl bilden. In unserem Fall ergibt sich also 10^5, also 100.000 (s. auch ○ Tab. 1.3).

■■ **Antwort 1.13**

Wir können genau wie in der vorherigen Aufgabe vorgehen, also $10^{2,3} = 200$ bilden. Wir können aber auch in ○ Tab. 1.3 nachschauen, dass 20 dB ein Intensitätsverhältnis 100 bedeutet und 3 dB ein Intensitätsverhältnis von ziemlich genau 2. Eine Addition dieser beiden Pegel entspricht einer Multiplikation der Intensitätsverhältnisse. So kommen wir auch auf das Verhältnis 200.

1.6.5 Messunsicherheit, Normalverteilung

■■ **Antwort 1.14**

Die relative Messunsicherheit erhalten wir, indem wir die absolute Unsicherheit durch den Messwert teilen. In diesem Fall bedeutet das:

$$\frac{u(p)}{p} = \frac{6\,\text{mmHg}}{120\,\text{mmHg}} = 0,05 \text{ entspricht } 5\%$$

■■ **Antwort 1.15**

20 % von 20 cm sind ein Fünftel von 20 cm, also 4 cm. Dies ist die absolute Messunsicherheit. Der tatsächliche Wert kann dann in dem Intervall 20 cm minus 4 cm bis 20 cm plus 4 cm liegen. Er liegt also zwischen 16 cm und 24 cm.

■■ **Antwort 1.16**

Gehen wir einmal davon aus, dass sowohl Männer als auch Frauen in das Fitnesscenter gehen. Frauen in Deutschland sind nach Statistischem Bundesamt im Durchschnitt 14 cm kleiner als die Männer. Wir können schon erwarten, dass die Größen der Männer und die Größen der Frauen jeweils normal verteilt sind, aber um verschiedene Mittelwerte herum. Wir erhalten also eine Verteilung mit zwei Maxima. So etwas nennt man auch eine bimodale Verteilung. Kinder sind üblicherweise im Fitnesscenter nicht zugelassen.

◘ **Abb. 1.15**   Zu Antwort 1.17 Video

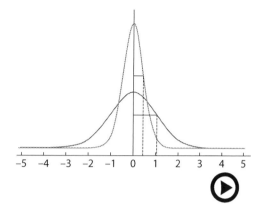

◘ **Abb 1.16**   Zu Antwort 1.19

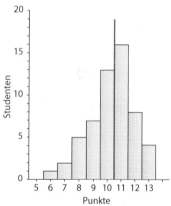

■ ■ **Antwort 1.17**

Die Standardabweichung ist die Lage des Wendepunktes vom Mittelwert aus gemessen. In der Abbildung entsprechen also die Balkenlängen den beiden Standardabweichungen. Wir lesen etwa 0,4 und 1,1 ab (s. Video ◘ Abb. 1.15).

■ ■ **Antwort 1.18**

a) Die Soldaten mit einem Kopfumfang größer als 59,6 cm befinden sich in der Verteilung rechts von der Standardabweichung, also im rechten Zipfel. Die rechte Seite enthält insgesamt 50 % aller Soldaten, innerhalb der Standardabweichung sind es 34 % (s. ◘ Abb. 1.7). Im rechten Zipfel liegen also 50 % minus 34 % gleich 16 % der Soldaten.

b) Das Intervall an Kopfumfängen zwischen 54,4 und 59,6 cm liegt gerade zwischen der negativen und der positiven Standardabweichung vom Mittelwert. Nach ◘ Abb. 1.7 liegen dort 68 % aller Werte.

■ ■ **Antwort 1.19**

Wir haben hier eine unsymmetrische Verteilung der Ergebnisse der Studenten. Sie ist ein bisschen rechtslastig und daher liegt die mittlere Punktzahl pro Student nicht im Maximum der Verteilung, sondern etwas links daneben. Der Strich bei 10,5, der in der ◘ Abb. 1.16 den Mittelwert markiert, teilt die Flächen der Balken in zwei gleiche Teile. Das heißt, die Balken links der roten Linie haben die gleiche Fläche wie die Balken rechts.

Mechanik

Elektronisches Zusatzmaterial: Die elektronische Version dieses Kapitels enthält Zusatzmaterial, das berechtigten Benutzern zur Verfügung steht https://doi.org/10.1007/978-3-662-59150-5_2. Die Videos lassen sich mit Hilfe der SN More Media App abspielen, wenn Sie die gekennzeichneten Abbildungen mit der App scannen

© Springer-Verlag GmbH Germany 2019
U. Harten, *Übungsbuch Physik für Mediziner*, Springer-Lehrbuch,
https://doi.org/10.1007/978-3-662-59150-5_2

2.1 Bewegung

2

Die Bewegung eines Gegenstands wird durch seine **Geschwindigkeit** charakterisiert, also welche Strecke s er in einer gewissen Zeit t zurücklegt:

$$v = \frac{s}{t} \left(\text{Einheit} : 1\,\frac{m}{s} \right)$$

Genau genommen ist dies der Betrag der Geschwindigkeit. Da die Bewegung eine Richtung hat, hat die Geschwindigkeit auch diese Richtung, ist also ein Vektor. Dieser Vektorcharakter spielt in den Prüfungen in der Regel aber keine Rolle. Für die Prüfung müssen Sie gelegentlich die Einheit km/h in m/s umrechnen können:

$$1\,\frac{m}{s} = \frac{\frac{1}{1000}\,km}{\frac{1}{3600}\,h} = 3,6\,\frac{km}{h}$$

❓ In der Stadt (Höchstgeschwindigkeit 50 km/h) darf man also wie viele Meter in der Sekunde zurücklegen?

✅ Die Geschwindigkeit in Meter pro Sekunde hat immer einen kleineren Wert als in Kilometer pro Stunde:

$$v = \frac{50\,m}{3,6\,s} \approx 14\,\frac{m}{s}$$

Natürlich können nicht nur Gegenstände in Bewegung eine Geschwindigkeit haben, sondern zum Beispiel auch Schallwellen (ca. 340 m/s in Luft und 1500 m/s in Wasser). Es gibt auch Geschwindigkeiten außerhalb der Mechanik: die Wachstumsgeschwindigkeit von Kindern (wie viel Zentimeter pro Jahr) oder die Wachstumsgeschwindigkeit von Zellkulturen (wie viel Zellen pro Stunde).

Ändert sich die Geschwindigkeit, so spricht man in der Physik immer von einer Beschleunigung, auch dann, wenn die Geschwindigkeit kleiner wird oder sich ihre Richtung ändert. Die **Beschleunigung** ist auch ein Vektor, der die Richtung der Geschwindigkeitsänderung anzeigt. Ihr Betrag ist:

$$a = \frac{|\vec{v}_2 - \vec{v}_1|}{t} \left(\text{Einheit} : 1\,\frac{m}{s^2} \right)$$

Eine Beschleunigung wird immer durch eine Kraft verursacht und hat immer die Richtung der Kraft. Zum Beispiel zeigt die Beschleunigung bei einer Wurfbewegung, sobald der Ball die Hand verlassen hat, immer nach unten in Richtung der Schwerkraft.

❓ Die Beschleunigung eines fallenden Steins beträgt ungefähr $g \approx 10\,\frac{m}{s^2}$. Welche Geschwindigkeit hat er nach zwei Sekunden Fall, wenn er aus der Ruhehaltung losgelassen wird?

✅ In zwei Sekunden ändert sich die Geschwindigkeit von $0\frac{m}{s}$ auf $20\frac{m}{s}$.

Wird ein Gegenstand aus der Ruhehaltung mit konstanter Beschleunigung a auf eine Geschwindigkeit v beschleunigt, so gilt für die dabei zurückgelegte Strecke:

$$s = \frac{a}{2}t^2 \text{, einsetzen von } a = \frac{v}{t} \text{ liefert } v^2 = 2\cdot a\cdot s$$

Diese Gleichung, die man auch beim Abbremsen in die Ruhehaltung verwenden kann, wird zuweilen beim IMPP abgefragt.

❓ Wie weit ist der Porsche gefahren, wenn er von $0\frac{m}{s}$ auf $30\frac{m}{s}$ in zehn Sekunden beschleunigt?

✅ Die Endgeschwindigkeit nach zehn Sekunden ist $30\frac{m}{s}$ und die Beschleunigung ist 3 $\frac{m}{s^2}$. Also ist:

$$s = \frac{\left(30\frac{m}{s}\right)^2}{2\cdot 3\frac{m}{s^2}} = 150\,m$$

Eine spezielle beschleunigte Bewegung ist die **Kreisbewegung** mit konstanter Umlaufgeschwindigkeit. Um einen Gegenstand auf einer Kreisbahn zu halten, muss eine zum Kreismittelpunkt gerichtete Kraft, die Zentripetalkraft, auf ihn wirken. Die Beschleunigung in dieser Bewegung zeigt ebenfalls zum Kreismittelpunkt und zeigt an, dass sich die Richtung der Geschwindigkeit ständig ändert, nicht aber ihr Betrag (◘ Abb. 2.1).

Für den Betrag der Zentripetalbeschleunigung gilt (mit Radius r):

$$a_Z = \frac{v^2}{r}$$

◘ **Abb 2.1** Geschwindigkeit $\vec{v}$ und Beschleunigung $\vec{a}$ bei der Kreisbewegung

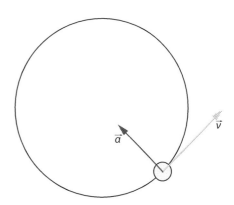

2

Die Sedimentationsgeschwindigkeit in Zentrifugen ist proportional zu dieser Zentripetalbeschleunigung.

❓ Unser Porsche fährt nun mit dem konstantem Geschwindigkeitsbetrag von $30\,\dfrac{\text{m}}{\text{s}}$ in eine Kurve mit einem Radius von 50 m. Wie groß ist seine Beschleunigung? Warum sagt man, dass er beschleunigt ist?

✅ Der Porsche ist beschleunigt, weil seine Geschwindigkeit die Richtung ändert. Die Beschleunigung beträgt: $a_z = \dfrac{\left(30\,\dfrac{\text{m}}{\text{s}}\right)^2}{50\,\text{m}} = 18\,\dfrac{\text{m}}{\text{s}^2}$.

2.2 Kraft und Beschleunigung

Der formelmäßige Zusammenhang zwischen Kraft und Beschleunigung ist das sog. **zweite Newton'sche Gesetz:**

$$\vec{F} = m \cdot \vec{a} \left(\text{Einheit} : 1\,N = 1\,\frac{\text{kg} \cdot \text{m}}{\text{s}^2} \right)$$

Es besagt zum einen, dass die Kraft und die Beschleunigung die gleiche Richtung haben und zum anderen, dass Kraft und Beschleunigung proportional zueinander sind mit der Masse m als Proportionalitätskonstante. Mit dieser Gleichung ergibt sich auch die Gravitationskraft aus der Fallbeschleunigung ($g = 9{,}81$ m/s^2):

$$F = m \cdot g$$

❓ Wenn unser Porsche, der ungefähr eine Masse von 1400 kg wiegt, in der Kurve mit $18\,\dfrac{\text{m}}{\text{s}^2}$ beschleunigt ist, muss die Straße durch die Reibung mit den Reifen die Querkraft für die Beschleunigung liefern. Wie groß wäre diese Querkraft? Was schätzen Sie: Kommt der Porsche durch die Kurve, oder fliegt er raus, weil die tatsächliche Reibungskraft nicht ausreicht?

✅ Die Kraft wäre: $F = 1400\,\text{kg} \cdot 18\,\dfrac{\text{m}}{\text{s}^2} = 25200\,\text{N}$. Die Reibungskraft zwischen einem Auto und der Straße ist immer deutlich kleiner als das Gewicht des Autos, hier also 14.000 N. Der schöne Porsche fliegt also raus und wird zu Schrott.

Bei konstanter Beschleunigung aus der Ruhe kann man das zweite Newton´sche Gesetz auch in die Form:

$$F = \frac{m \cdot v}{t} = \frac{p}{t}$$

bringen. $p = m \cdot v$ heißt **Impuls** des Gegenstandes.

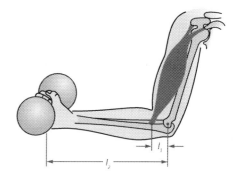

Abb. 2.2 Hebelverhältnisse am Arm (Aus Harten: Physik f. Mediziner 2017)

Gelegentlich wird im Zusammenhang mit Kräften auch das Hebelgesetz abgefragt. Es spielt für unsere Muskeln tatsächlich eine große Rolle und hat üblicherweise zur Folge, dass die Muskeln viel größere Kräfte ausüben müssen, als wir es dann selbst mit unseren Händen oder Füßen tun. In **□** Abb. 2.2 hat der Bizeps eine ungefähr zehnmal größere Kraft zu halten als die Gewichtskraft der Hantel.

Der Hebelarm l_1, an dem er angreift, ist nämlich viel kürzer als der Hebelarm l_2, an dem das Gewicht der Hantel angreift. Außerdem ist er noch etwas schräg gestellt, was die Kraft zum Gegenhalten gegen das Gewicht noch weiter erhöht. Bei senkrecht wirkenden Kräften und horizontalen Hebelarmen gilt:

$$F_1 \cdot l_1 = F_1 \cdot l_1$$

$T = F \cdot l$ erhält den Namen **Drehmoment**.

Weil Sie Ihren Porsche so lieben, nehmen Sie ihn mit auf den Spielplatz. Sie montieren ihn auf die eine Seite einer Wippe. Wie viel länger als diese Seite muss die Wippe auf Ihrer Seite sein, damit Sie erfolgreich mit Ihrem Porsche auf und ab wippen können?

Es muss in etwa Gleichgewicht herrschen zwischen Ihnen und dem Porsche. Sie haben vielleicht eine Masse von 70 kg und damit ein Gewicht von ca. 700 N. Das ist 20-mal weniger als das Gewicht des Porsches. Also muss der Hebelarm auf Ihrer Seite 20-mal länger sein.

2.3 Arbeit, Energie, Leistung

Die **Energie** ist eine sehr wichtige, aber leider auch sehr unanschauliche Größe in der Physik. Sie erhöhen die Energie eines Gegenstands, indem Sie Arbeit an ihm leisten. Das tun Sie, wenn Sie den Ort des Gegenstands verändern, indem sie eine Kraft auf ihn ausüben. **Arbeit** ist definiert als „Kraft mal Weg":

$$W = F \cdot s$$

2

Daraus ergibt sich die Einheit auch der Energie:

$$1\,\text{N} \cdot \text{m} = 1\,\text{J}\,(\text{Joule})$$

So einfach ist die Formel für die Arbeit allerdings nur, wenn Kraft und „Weg" (genauer Verschiebung) die gleiche Richtung haben. Stehen beide senkrecht aufeinander, so ist die Arbeit null. Kraft und Verschiebung haben zum Beispiel gleiche Richtung, wenn Sie einen Gegenstand um die Höhe h hochheben. Dann erhöhen Sie seine **Lageenergie**:

$$E_{\text{Lage}} = m \cdot g \cdot h$$

Oder Sie können den Gegenstand mit der Kraft beschleunigen. Dann geben Sie ihm Bewegungsenergie (**kinetische Energie**):

$$E_{\text{kin}} = \frac{m}{2} \cdot v^2$$

Es lohnt sich, diese beiden Formeln für besondere Energieformen auswendig zu lernen.

Ein häufig abgefragter Begriff ist die **Leistung** P (auch zum Beispiel als Lichtleistung in der Optik). Diese besagt, wie viel Arbeit oder Energie Sie pro Zeit leisten oder abgeben:

$$P = \frac{E}{t} \left(\text{Einheit} : 1\,\text{W} = 1\frac{\text{J}}{\text{s}} \right)$$

❓ Als Sie Ihren Porsche aus der Ruhe auf $30\,\frac{\text{m}}{\text{s}}$ beschleunigt haben, welche Arbeit hat der Motor verrichtet? Welche Leistung musste er leisten können?

✅ Die kinetische Energie des Autos erhöhte sich von 0 J auf $\frac{1400\,\text{kg}}{2}\left(30\frac{\text{m}}{\text{s}} \right)^2 = 6{,}3 \cdot 10^5\,\text{J}$.

Also hat der Motor eine Arbeit von $6{,}3 \cdot 10^5$ J in zehn Sekunden verrichtet. Das ist eine Leistung von $6{,}3 \cdot 10^4$ J = 63 kW. Das kann der Motor locker. Porsche-Motoren können üblicherweise eine Leistung von über 200 kW erbringen.

2.4 Fragen und Aufgaben

2.4.1 Geschwindigkeit und Beschleunigung

■ ■ **Frage 2.1**
Was ist eine Änderungsrate? Geben Sie drei Beispiele.

■ ■ **Frage 2.2**
Wie hoch ist die durchschnittliche Geschwindigkeit (in Meter pro Sekunde) eines rennenden Pferdes, das 10 km in 30 min zurücklegt?

■■ Frage 2.3

Kann eine Geschwindigkeit negativ sein? Warum oder warum nicht?

■■ Frage 2.4

Die Fallbeschleunigung ist ungefähr 10 m/s². Warum steht in der Einheit die Sekunde im Quadrat?

■■ Frage 2.5

Wie hoch ist die Geschwindigkeitszunahme eines Autos, das von 0 auf 100 km/h in 10 s beschleunigt?

■■ Frage 2.6

Wie hoch ist die Beschleunigung eines Autos, das 10 s lang mit 100 km/h fährt?

■■ Frage 2.7

Welche Schräge rollt die Kugel mit steigender Geschwindigkeit, aber mit sinkender Beschleunigung hinunter (s. ◗ Abb. 2.3)?

■■ Frage 2.8

Wenn man einen Ball senkrecht nach oben wirft, wie hoch sind dann die Geschwindigkeit und die Beschleunigung am höchsten Punkt der Bahn?

■■ Frage 2.9

Richtig oder falsch? Eine Bewegung auf einem Kreis ist immer beschleunigt.

■■ Frage 2.10

Zum Training eines Astronauten gehört es, in einer Zentrifuge herumgeschleudert zu werden, um sich an hohe Beschleunigungen zu gewöhnen. Die Zentrifuge bewegt den Astronauten auf einem Kreis mit einem Radius von 5 m herum, und er ist mit 5-mal Fallbeschleunigung beschleunigt. Wie hoch ist ungefähr seine Geschwindigkeit?

■■ Frage 2.11

Sie wollen in einer Zentrifuge mit etwa 30 cm Durchmesser eine Beschleunigung der Flüssigkeit von 100-mal Fallbeschleunigung erreichen. Wie viele Umdrehungen pro Minute muss die Zentrifuge dann machen?

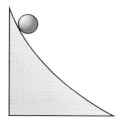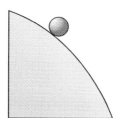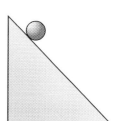

◗ **Abb. 2.3**   Zu Frage 2.7

2

2.4.2 Kräfte

■■ Frage 2.12

Wie groß ist Ihre Masse in Kilogramm? Und Ihr Gewicht in Newton?

■■ Frage 2.13

Sie üben eine Kraft auf einen Gegenstand aus. Er setzt sich trotzdem nicht in Bewegung. Was können Sie daraus schließen?

■■ Frage 2.14

Warum kann man mit einem schweren Messer besser Gemüse kleinhacken als mit einem leichten, gleich scharfen Messer (Chinesen benutzen gerne eine Art Axt.)?

■■ Frage 2.15

In der Antike dachte man, dass, wenn man einen Stein vom Mast eines fahrenden Schiffes auf das Deck fallen lässt, dieser hinter dem Mast auftrifft. Und zwar um die Stecke versetzt, um die das Schiff in der Fallzeit des Steines gefahren ist. Warum ist das falsch?

■■ Frage 2.16

Ein ICE hat etwa ein Gewicht von 5 Millionen Newton. Er beschleunigt beim Anfahren von 0 auf 100 km/h in etwa einer Minute. Welche Kraft muss dazu auf den gesamten Zug wirken? Welcher Gegenstand übt diese Kraft aus?

■■ Frage 2.17

Sie sitzen auf einer Wippe auf dem Spielplatz im Gleichgewicht mit Ihrem Freund auf der anderen Seite. Ist es für das Halten des Gleichgewichts ein Unterschied, ob Sie sitzen oder auf dem Sitz stehen?

■■ Frage 2.18

Wenn sie mit dem Fahrrad anfahren wollen, ist es günstiger, wenn die Pedale horizontal stehen als unter einem Winkel oder senkrecht übereinander. Warum?

2.4.3 Arbeit und Energie

■■ Frage 2.19

Sie heben ein Buch mit 1 kg Masse in einer Sekunde 1 m hoch. Welche Arbeit haben Sie verrichtet und mit welcher Leistung? Sie heben ein Buch mit 0,5 kg Masse in zwei Sekunden 2 m hoch. Wie groß sind nun die Arbeit und die Leistung? Um welchen Wert hat sich die potenzielle Lageenergie jeweils erhöht?

■■ Frage 2.20

Eine Pflaume fällt vom Baum. Dabei vermindert sich Ihre potenzielle Lageenergie. In welche Energie hat sie sich umgewandelt kurz vor dem Aufprall und kurz nach dem Aufprall auf der Erde?

▪▪ Frage 2.21

Ein Gegenstand läuft auf einer Kreisbahn um. Leistet die Kraft auf ihn Arbeit? Nie, immer, oder kommt-drauf-an?

▪▪ Frage 2.22

Welche Packung hat mehr kinetische Energie: die 1 l -Milchpackung, die mit 20 cm/s über den Scanner an der Kasse geschoben wird oder die 0,5 l -Milchpackung, die mit 40 cm/s über den Scanner geschoben wird?

▪▪ Frage 2.23

Wenn Ihr Patient vor Schmerzen brüllt, verliert er Energie. Durch welche Prozesse?

2.5 Antworten und Lösungen

2.5.1 Geschwindigkeit und Beschleunigung

▪▪ Antwort 2.1

Eine Änderungsrate beschreibt, wie schnell sich der Wert einer Größe ändert. Sie ergibt sich, wenn man die Differenz der Werte zu zwei verschiedenen Zeitpunkten durch die Zeitspanne zwischen den Zeitpunkten teilt:

$$\frac{x_2 - x_1}{t_2 - t_1}$$

Wenn man die beiden Zeitpunkte sehr nah beieinander legt, ergibt sich die sog. momentane Änderungsrate. Mathematisch ist das dann die Ableitung der Funktion $x(t)$. Lässt man einen Stein fallen, so erhöht sich ständig seine Geschwindigkeit. Die Änderungsrate der Geschwindigkeit, also seine Beschleunigung, ist in diesem Fall konstant wegen der konstanten Schwerkraft. Die Änderungsrate ist die sog. Fallbeschleunigung mit dem Wert $9,81\,\frac{m}{s^2}$.

In einer Petrischale steigt die Anzahl der Bakterien in einer Bakterienkultur exponentiell an. Dies bedeutet, dass auch die Änderungsrate der Anzahl der Bakterien ansteigt, und zwar wiederum exponentiell.

Die Änderungsrate der Körpergröße eines Menschen ist kurz nach der Geburt am höchsten und nimmt dann kontinuierlich ab. In höherem Alter wird der Mensch dann sogar wieder etwas kleiner, die Änderungsrate ist dann negativ.

▪▪ Antwort 2.2

10 km sind 10.000 m und 30 min sind 30 · 60 s = 180 s. Also ergibt sich die Geschwindigkeit zu:

$$v = \frac{10000\,m}{180\,s} = 55,6\,\frac{m}{s}.$$

2

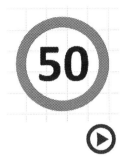

▪▪ Antwort 2.3

Auf dem Tachometer im Auto gibt es nur positive Geschwindigkeitswerte, denn der Tachometer gibt nur an, „wie schnell das Auto fährt". In der Physik ist die Geschwindigkeit aber eigentlich ein Vektor, denn sie hat auch eine Richtung. Das, was der Tachometer im Auto anzeigt, ist nur der Betrag dieses Vektors, also die Länge des Pfeils, mit dem man den Vektor symbolisieren kann. Wenn man ein Koordinatensystem festgelegt hat, kann man den Pfeil durch drei Koordinaten in x-, y- und z-Richtung beschreiben. Diese Koordinaten können positive wie auch negative Werte haben (s. Video ☑ Abb. 2.4).

▪▪ Antwort 2.4

Die Beschleunigung ist die Änderungsrate der Geschwindigkeit. Die Geschwindigkeit und auch eine Geschwindigkeitsdifferenz hat die Einheit Meter pro Sekunde. Also hat die Beschleunigung die Einheit Meter pro Sekunde pro Sekunde: $1\frac{\frac{m}{s}}{s}$. So kompliziert möchte man das aber nicht schreiben. Man kann nun tatsächlich für die Einheiten die Regeln der Bruchrechnung anwenden und daher folgendermaßen umformen: $1\frac{\frac{m}{s}}{s} = 1\frac{m}{s}\cdot\frac{1}{s} = 1\frac{m}{s\cdot s} = 1\frac{m}{s^2}$.

▪▪ Antwort 2.5

Die Geschwindigkeitsdifferenz in zehn Sekunden beträgt 100 km/h gleich 27,8 m/s. Also ist die Beschleunigung: $a = \dfrac{27{,}8\frac{m}{s}}{10s} = 2{,}78\frac{m}{s^2}$.

▪▪ Antwort 2.6

Jedenfalls in diesen zehn Sekunden ändert sich die Geschwindigkeit gar nicht, also ist die Beschleunigung, die Änderungsrate der Geschwindigkeit null.

▪▪ Antwort 2.7

Immer wenn auf einen Gegenstand eine (resultierende) Kraft wirkt, ist er beschleunigt. Auf alle drei Kugeln wirkt die Schwerkraft. Allerdings wird ein Teil dieser Schwerkraft durch die Unterlage, auf der sie rollen, aufgefangen. Je flacher die Unterlage ist, je klei-

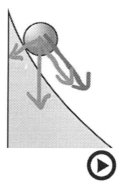

▣ Abb. 2.5 Zu Antwort 2.7 Video

ner also ihr Winkel zur Horizontalen ist, umso mehr der Schwerkraft wird durch eine Gegenkraft der Unterlage kompensiert. Man sagt auch: umso kleiner ist die Komponente der Kraft parallel zur Oberfläche in Richtung der Bewegung. Alle drei Kugeln werden schneller, aber bei der Kugel ganz links wird die Schräge flacher. Dies bedeutet, dass dort die Kraft auf die Kugel schwächer wird und damit die Beschleunigung abnimmt. Bei der Kugel ganz links haben wir also eine steigende Geschwindigkeit bei sinkender Beschleunigung (s. Video ▣ Abb. 2.5).

■■ Antwort 2.8

Wenn ein Ball nach oben fliegt, bremst ihn die Schwerkraft ständig ab, bis er in die Ruhehaltung kommt. In dieser bleibt er aber nicht, denn die Schwerkraft wirkt ja weiter. Er macht also kehrt und fällt wieder runter. Die Änderungsrate seiner Geschwindigkeit, die Beschleunigung, wird also nie null, sondern bleibt tatsächlich permanent bei $9{,}81\ \mathrm{m/s^2}$. Im höchsten Punkt der Bahn ist also die Geschwindigkeit null, die Beschleunigung aber nicht.

■■ Antwort 2.9

Auch wenn der Betrag der Geschwindigkeit bei einer Kreisbewegung konstant bleibt, so ändert sich doch immer die Richtung der Geschwindigkeit. Auch das führt zu einer Änderungsrate der Geschwindigkeit, also zu einer Beschleunigung. Im Fall eines konstanten Geschwindigkeitsbetrags ist die Richtung des Beschleunigungsvektors immer genau senkrecht zur Geschwindigkeit (s. ▣ Abb. 2.1).

■■ Antwort 2.10

Für den Betrag der Beschleunigung bei einer Kreisbewegung mit konstantem Geschwindigkeitsbetrag gilt: $= \dfrac{v^2}{r}$, also für die Geschwindigkeit $v = \sqrt{a \cdot r} = \sqrt{5\,\dfrac{\mathrm{m}}{\mathrm{s}^2} \cdot 5\,\mathrm{m}} = \sqrt{25\,\dfrac{\mathrm{m}^2}{\mathrm{s}^2}} = 5\,\dfrac{\mathrm{m}}{\mathrm{s}}$.

■■ Antwort 2.11

Achtung: Der Durchmesser ist zweimal der Radius. Der Radius beträgt hier also $0{,}15\ \mathrm{m}$. Sie wollen eine Beschleunigung von $981\,\dfrac{\mathrm{m}}{\mathrm{s}^2}$ erreichen. Daraus berechnet sich wie eben die Geschwindigkeit zu:

2

$$v = \sqrt{a \cdot r} = \sqrt{981\frac{m}{s^2} \cdot 0,15\,m} = 12.1\frac{m}{s}.$$

Wir wollen aber die Umdrehungen pro Minute wissen. Bei einer Umdrehung wird eine Strecke von zwei Pi mal dem Radius zurückgelegt. Daher ist die Zahl N der Umdrehungen pro Sekunde:

$$N = \frac{12,1\frac{m}{s}}{2 \cdot \pi \cdot 0,15\,m} = 12,8\frac{1}{s}.$$

Das entspricht $60 \cdot 12,8 = 770$ Umdrehungen pro Minute.

2.5.2 Kräfte

■ ■ **Antwort 2.12**

Wenn ich auf die Waage steige und es nicht gerade Weihnachten war, zeigt die Waage 72 kg an. Die Waage misst aber eigentlich gar nicht meine Masse. Vielmehr wird, wenn ich auf die Waage steige, eine Feder etwas zusammengedrückt und dies wird vermessen. Mithilfe der bekannten Federkonstanten der Feder kann dann die Gewichtskraft berechnet werden. Teile ich diese durch die Fallbeschleunigung, so ergibt sich die Masse, die wiederum von der Waage angezeigt wird. Umgekehrt ergibt sich die Gewichtskraft aus der Masse durch Multiplikation mit der Fallbeschleunigung:

$$F = m \cdot g = 72\,kg \cdot 9,81\frac{m}{s^2} = 706\,N\;.$$

■ ■ **Antwort 2.13**

Eine Beschleunigung des Gegenstands erreichen Sie nur dann, wenn die Summe aller Kräfte auf den Gegenstand von null verschieden ist. Wenn Sie also eine Kraft ausüben, und der Gegenstand ist trotzdem nicht beschleunigt, dann muss da noch etwas Anderes sein, dass eine gleichgroße, entgegengesetzte Kraft auf den Gegenstand ausübt. Das kann zum Beispiel die Unterlage sein, auf der der Gegenstand steht.

■ ■ **Antwort 2.14**

Wenn ein schweres Messer mit einer bestimmten Geschwindigkeit heruntersaust, braucht es eine größere Kraft um es abzubremsen, als bei einem leichten Messer. Das Messer wird letztlich abgebremst, zunächst durch das Gemüse, und wenn das dann durchschnitten ist, durch das Schneidebrett unter dem Gemüse. Wenn das Messer nun sehr leicht ist, reicht vielleicht schon die Kraft, die das Gemüse ausübt, um das Messer zu stoppen und das Gemüse wird gar nicht vollständig durchgeschnitten. Wann immer Sie also etwas durchschneiden wollen, das dem Messer einen hohen Widerstand entgegenstellt, ist ein schweres Messer besser. Wenn der Metzger Rippchenknochen durchtrennen will, nimmt auch er eine Art Beil, den Küchenspalter.

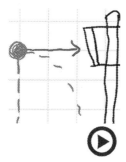

⬛ Abb. 2.6   Zu Antwort 2.15 Video

■■ Antwort 2.15

Solange der Stein in der Hand des Matrosen liegt, der den Mast hochgeklettert ist, bewegt er sich mit der gleichen Geschwindigkeit wie das Schiff, er hat also eine horizontale Geschwindigkeit. Lässt der Matrose dem Stein los, so behält er seine Geschwindigkeit bei, sofern ihn nichts abbremst. Das einzige was ihn abbremsen kann, ist dann der Luftwiderstand, der aber im Vergleich zu seinem Gewicht sehr klein ist. Der Stein bewegt sich also mit dem Schiff horizontal weiter, fällt aber gleichzeitig herunter. Aus der Sicht eines ruhenden Beobachters fliegt er längs einer Wurfparabel. Aus der Sicht eines Beobachters auf dem Schiff fällt er senkrecht neben den Mast herunter. Früher dachte man, dass der Stein, sowie der Matrose diesen loslässt, natürlicherweise sehr schnell in horizontaler Richtung zur Ruhe kommt (s. Video ⬛ Abb. 2.6).

■■ Antwort 2.16

5 Millionen Newton entsprechen einer Masse von 500.000 kg bzw. 500 Tonnen. Um diese Masse in einer Minute von 0 auf 27,8 m/s zu beschleunigen, bedarf es einer Kraft:

$$F = 500000\,\mathrm{kg} \cdot \frac{27{,}8\,\dfrac{\mathrm{m}}{\mathrm{s}}}{60\,\mathrm{s}} = 232000\,\mathrm{N}.$$

Diese horizontal gerichtete Kraft wird von den Schienen geliefert. Ein moderner ICE wird von vielen Rädern angetrieben, entsprechend übt die Schiene die Kraft nicht nur an einer Stelle aus, sondern verteilt sie auf alle Antriebsräder.

■■ Antwort 2.17

Es ist egal. Der Hebelarm wird nur dadurch bestimmt, wo entlang der Horizontalen sich der Schwerpunkt befindet. Ob er höher oder tiefer liegt, ist gleichgültig (s. Video ⬛ Abb. 2.7).

■■ Antwort 2.18

Wenn Sie auf ein Pedal treten, üben sie eine Kraft senkrecht nach unten aus. Der Hebelarm entspricht daher dem horizontalen Abstand, den das Pedal von der Achse, also dem Tretlager, hat. Stehen die Pedale übereinander, ist dieser Abstand null. Bei horizontaler Stellung der Pedale ist er maximal.

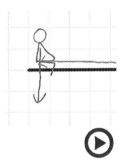

■ **Abb. 2.7**   Zu Antwort 2.17 Video

2.5.3 **Arbeit und Energie**

■ ■ **Antwort 2.19**

Arbeit ist Kraft mal Weg. Die Arbeit ist also im ersten Fall:

$$W = 1\,\text{kg} \cdot 9{,}81\,\frac{\text{m}}{\text{s}^2} \cdot 1\,\text{m} = 9{,}81\,\text{J}.$$

Da das Ganze eine Sekunde gedauert hat, ist die Leistung dabei 9,81 W. Heben Sie nun ein Buch mit der halben Masse, also dem halben Gewicht, doppelt so hoch, ergibt sich die gleiche Arbeit. Da Sie diese nun aber in der doppelten Zeit verrichtet haben, ist die Leistung nur halb so groß wie im ersten Fall, also 4,9 W.

Beim Hochheben wird die gesamte Arbeit in Lageenergie, also in potenzielle Energie, umgewandelt. Damit ist die Änderung der potenziellen Energie bestimmt. Der Absolutwert der potenziellen Energie ist willkürlich. Sie können sagen, das Buch hatte vor dem Hochheben die potenzielle Energie null, dann beträgt sie nun 9,81 J. Sie können aber auch sagen, dass das Buch vor dem Hochheben schon eine von null verschiedene potenzielle Energie hatte. Was hier zweckmäßig ist, wird vom Zusammenhang bestimmt.

■ ■ **Antwort 2.20**

Beim Herunterfallen wird die Pflaume immer schneller, die Lageenergie wird also kontinuierlich in Bewegungsenergie, kinetische Energie, umgewandelt. Schlägt die Pflaume dann auf, wird die Bewegungsenergie wiederum in ganz geringem Maße in die Energie einer Schallwelle umgewandelt. Das ist das „Plopp", das Sie hören. Im Wesentlichen geht die Energie allerdings in Wärmeenergie über, die Moleküle in der Pflaume und im Boden werden also zu stärkeren Schwingungen angeregt.

■ ■ **Antwort 2.21**

Kommt darauf an. Läuft der Gegenstand mit konstanter Geschwindigkeit um, so ist die Kraft auf den Gegenstand wie seine Beschleunigung exakt zum Kreismittelpunkt gerichtet und steht somit senkrecht auf der Bewegungsrichtung. Dann wird keine Arbeit geleistet. Wird der Gegenstand auf seiner Kreisbewegung aber schneller, so gibt es auch noch eine Beschleunigung in Bewegungsrichtung und damit auch eine Kraft in Bewe-

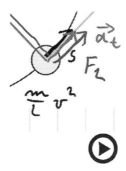

● **Abb. 2.8**   Zu Antwort 2.21 Video

gungsrichtung. Dann leistet diese Kraft auch Arbeit, und die Bewegungsenergie des Gegenstands wird größer (s. Video ● Abb. 2.8).

■ ■ **Antwort 2.22**

Die Bewegungsenergie ist proportional zur Masse des Gegenstands und proportional zum Quadrat der Geschwindigkeit des Gegenstands. Bewege ich also einen Gegenstand, der die halbe Masse hat, mit der doppelten Geschwindigkeit, so verdoppelt sich die Bewegungsenergie wegen des Quadrats in der Geschwindigkeit. In unserem Fall ist die Bewegungsenergie:

$$E = \frac{1\,\text{kg}}{2} \cdot \left(0,2\,\frac{\text{m}}{\text{s}} \right)^2 = 0,02\,\text{J bzw. das Doppelte.}$$

■ ■ **Antwort 2.23**

Da wären zunächst mal die Schallwellen, die er erzeugt und die Energie abtransportieren. Außerdem entsteht durch die Betätigung allerlei Muskeln Wärme im Körper. Der Patient fängt womöglich an zu schwitzen, verdampft Wasser und verliert auch dadurch Energie.

Mechanik deformierbarer Körper

Elektronisches Zusatzmaterial: Die elektronische Version dieses Kapitels enthält
Zusatzmaterial, das berechtigten Benutzern zur Verfügung steht
https://doi.org/10.1007/978-3-662-59150-5_3. Die Videos lassen sich mit Hilfe der SN More
Media App abspielen, wenn Sie die gekennzeichneten Abbildungen mit der App scannen

© Springer-Verlag GmbH Germany 2019
U. Harten, *Übungsbuch Physik für Mediziner*, Springer-Lehrbuch,
https://doi.org/10.1007/978-3-662-59150-5_3

3

Das absolut dominierende Prüfungsthema in diesem Bereich ist die Strömung und insbesondere das Gesetz von Hagen-Poiseuille. Dieses Gesetz stellt den Zusammenhang zwischen der Volumenstromstärke einer Flüssigkeit oder eines Gases durch ein Rohr und der Druckdifferenz an den Rohrenden dar. Um dieses Thema herum gruppieren sich noch die Themen Strömungsgeschwindigkeit, Druck, Viskosität und laminare oder turbulente Strömung. Ein seltener gefragtes Thema ist das Gesetz von Bernoulli, dass die Veränderung der Strömungsgeschwindigkeit und des Druckes bei einer Verengung des Rohres beschreibt. Nur recht selten spielt die elastische Verformung eine Rolle. Ich habe diesen Abschnitt in drei Unterabschnitte geordnet, bei denen der letzte der wichtigste ist.

3.1 Druck, Dichte, Auftrieb

Druck ist die Kraft F (genauer ihre senkrechte Komponente), die eine Flüssigkeit oder ein Gas auf eine Oberfläche ausübt, bezogen auf den Flächeninhalt A:

$$p = \frac{F}{A}\left(\text{Einheit}: 1\,\frac{N}{m^2} = 1\,Pa; \text{Luftdruck}\,10^5\,Pa = 760\,mmHg = 1\,bar \right)$$

Die Einheit mmHg (Millimeter Quecksilbersäule) wird öfter gefragt, da der Blutdruck in dieser Einheit gemessen wird. Die veraltete Einheit bar wird vom IMPP leider noch gelegentlich verwendet.

Druck kann durch einen Stempel (Kolben) in einer Pumpe erzeugt werden, entsteht aber auch durch das Eigengewicht der Flüssigkeit (Schweredruck). Je tiefer (Tiefe h) man in eine Flüssigkeit mit Dichte ρ taucht, umso höher wird der Schweredruck:

$$p = \rho \cdot g \cdot h \left(g : \text{Fallbeschleunigung} \right)$$

Für Wasser gilt: Je 10 m Wassertiefe bewirken etwa 10^5 Pa (Luftdruck) Schweredruck.

In Gasen nimmt der Schweredruck (Luftdruck) exponentiell nach oben ab.

Bei fast allen Flüssigkeiten nimmt die Dichte mit steigender Temperatur ab. Wasser hat eine Dichte von 1 g/cm³ = 1000 kg/m³ (wird oft gefragt).

❓ Aufgrund einer Umweltsünde befindet sich irgendwo ein Quecksilbersee mit 5 m Tiefe. Wie groß ist der Druck am Boden dieses Sees? Wie tief muss ein Wassersee sein, um am Boden denselben Druck zu haben?

✅ Da 76 cm Quecksilber einen Schweredruck von einmal Luftdruck bewirken (10^5 Pa), sind es bei 5 m: $\dfrac{5\,m}{0,76\,m} \cdot 10^5\,Pa = 6,6 \cdot 10^5\,Pa$. Bei unserem See ist dann noch einmal der Luftdruck an der Oberfläche des Sees dazu zu addieren, macht also $7,6 \cdot 10^5$ Pa. Das Wasser muss dafür 66 m tief sein, da hier alle 10 m einmal Luftdruck dazukommt.

Der Schweredruck ist auch die Ursache für die Auftriebskraft F_A, die auf alle Gegenstände in einer Flüssigkeit oder einem Gas wirkt und darauf beruht, dass der Druck unter dem

Gegenstand größer ist als über ihm. Auf einen Gegenstand mit Volumen V_K in einer Flüssigkeit mit Dichte ρ_{fl} wirkt die Auftriebskraft:

$$F_A = V_K \cdot \rho_{fl} \cdot g$$

Es ist sehr nützlich, sich diese Formel so zu merken: **die Auftriebskraft entspricht dem Gewicht der verdrängten Flüssigkeit.**

Hat der Gegenstand eine ähnliche Dichte wie die umgebende Flüssigkeit, so kompensiert diese Kraft fast die Gewichtskraft des Gegenstandes.

❓ Wo ist der Auftrieb größer: im Wasser oder im Quecksilber?

✅ Natürlich im Quecksilber, denn das hat eine viel höhere Dichte als Wasser.

3.2 Verformung (Hook´sches Gesetz)

Um einen festen Gegenstand zu verformen, muss man eine mechanische Spannung (Einheit: Kraft durch Fläche) ausüben. Das führt zu einer Dehnung oder Stauchung des Festkörpers. Ist dieser elastisch, gilt das Hook´sche Gesetz: Spannung und Dehnung sind einander proportional. Dehnt man einen Körper zu stark, wird er plastisch, d. h. dauerhaft verformt oder er reißt. Zieht man zum Beispiel an einem Draht, so wird er im elastischen Bereich um ein Δl länger. Dieses Δl hängt ab von der Kraft F, mit der gezogen wird, der Querschnittsfläche A und der Länge l_0 des Drahtes:

$$E \cdot \frac{\Delta l}{l_0} = \frac{F}{A}$$

Hierbei ist E das Elastizitätsmodul mit der Einheit: $1\,\dfrac{N}{m^2}$

3.3 Strömung

3.3.1 Stromstärke, Strömungsgeschwindigkeit, Leistung

Die (Volumen)Stromstärke wird immer als Volumen (einer Flüssigkeit oder eines Gases) angegeben, das pro Zeit durch ein Rohr strömt:

$$I = \frac{V}{t} \quad \left(\text{Einheit} : 1\,\frac{m^3}{s} \right)$$

Die Stromstärke ergibt sich aus dem Rohrquerschnitt A multipliziert mit der mittleren Strömungsgeschwindigkeit v_m:

$$I = A \cdot v_m$$

○ **Abb. 3.1**   Parabolisches Geschwindigkeitsprofil in einem Rohr (Aus Harten: Physik f. Mediziner, 2017)

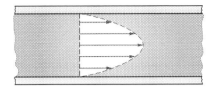

Die Strömungsgeschwindigkeit ist aber nicht überall im Rohr gleich, sondern hat einen parabolischen Verlauf (s. ○ Abb 3.1) und ist an der Rohrwand null.

❓ Sie haben etwa 6 l Blut im Körper, das in einer Minute einmal im Kreis herumgepumpt wird (bei körperlicher Anstrengung kann das viel schneller gehen). Alles fließt durch die Aorta, die einen Durchmesser von 3 cm haben möge. Was ist die mittlere Strömungsgeschwindigkeit in der Aorta?

✅ **Antwort**
Da müssen wir erstmal umrechnen: 6 l = 0,006 m^3 und 1 min = 60 s, also ist der Volumenstrom $I = \dfrac{0,006\ \text{m}^3}{60\ \text{s}} = 0,0001\ \dfrac{\text{m}^3}{\text{s}}$. Die Querschnittsfläche ist $\pi \cdot (0,03\ \text{m})^2 = 0,0028n$ m^2 Das erst durch das zweite geteilt liefert $v_\text{m} = 3,5\ \dfrac{\text{cm}}{\text{s}}$.

Die von einer Pumpe zu liefernde mechanische Leistung, um die Strömung durch ein Rohr aufrechtzuerhalten, ist Stromstärke I mal Druckdifferenz Δp zwischen den Enden des Rohres:

$$P = I \cdot \Delta p \quad \left(\text{Einheit}: 1\frac{\text{J}}{\text{s}} = 1\ \text{W} \right)$$

❓ Wenn der Blutdruck so ungefähr 100 mmHg = 1,3 · 10^4 Pa ist, welche Leistung muss das Herz bei einem Volumenstrom von 0,0001 m^3/s dann leisten?

✅ Der Blutdruck entspricht fast der Druckdifferenz zwischen Aorta (Auslauf) und Lungenvenen (Einlauf), ist also in unserer Formel das Δp. Damit ergibt sich für die Leistung etwa 1,3 W. Das ist aber nur die eine Herzhälfte. Die Hälfte für den Lungenkreislauf muss noch einmal so viel leisten.

3.3.2 Gesetz von Hagen-Poisseuille

Dieses Gesetz besagt, dass bei laminarer (d. h. von Wirbeln und Turbulenzen freier) Strömung die Stromstärke I in einem Rohr proportional zur Druckdifferenz Δp zwischen den Enden des Rohres ist:

$$I \sim \frac{r^4}{\eta} \cdot \frac{\Delta p}{l}$$

η (eta) ist die Viskosität (innere Reibung) der Flüssigkeit. Je größer diese ist, umso schwächer wird der Strom. Auch eine große Rohrlänge l führt zu einer kleineren

Stromstärke. Es überrascht nicht, dass die Stromstärke auch von der Querschnitts-fläche des Rohres abhängt und damit zumindest mit dem Quadrat des Radius r steigt. Tatsächlich steigt die Stromstärke aber mit r^4. Das wird oft abgefragt. Es liegt an der parabolischen Geschwindigkeitsverteilung im Rohr (◘ Abb. 3.1). Durch sie steigt die Geschwindigkeit in der Mitte des Rohres sehr schnell mit dem Durchmesser.

Da die Stromstärke proportional zur Druckdifferenz ist, kann man einen konstanten Strömungswiderstand R definieren zu:

$$R = \frac{\Delta p}{I} \qquad \text{Einheit}: 1\,\frac{\text{Pa} \cdot \text{s}}{\text{m}^3}$$

Wie im elektrischen Fall addieren sich die Strömungswiderstände in Reihe geschalteter Rohre, und es addieren sich die Kehrwerte der Strömungswiderstände bei parallel ge-schalteten Rohren.

❓ Sie steigen ins kalte Wasser und Ihr vegetatives Nervensystem kommt zu der Überzeugung, dass die Durchblutung Ihrer Haut deutlich reduziert werden sollte. Es reduziert dazu den Durchmesser der Arterien in Ihrer Haut um 10 %. Wie stark wird dadurch die Durchblutung reduziert?

✅ Der Volumenstrom ist proportional zum Durchmesser hoch vier. Wird dieser also um einen Faktor 0,9 reduziert, so reduziert sich der Volumenstrom um $0,9^4 = 0,66$, also um ein Drittel.

3.3.3 Effekt von Bernoulli

Dort, wo ein Rohr enger wird, muss die Strömungsgeschwindigkeit steigen, damit die Stromstärke gleichbleibt (◘ Abb. 3.2). Überraschenderweise führt dies zu einem geringeren Druck in der Engstelle. Dies liegt daran, dass Kraft benötigt wird, um die Flüssigkeit beim Übergang zum engeren Rohr zu beschleunigen.

3.3.4 Viskosität, Satz von Stokes

Die Viskosität (innere Reibung) von Wasser ist bei 20 °C 1 mPa·s. Blut hat eine etwa viermal höhere Viskosität und Honig eine viel höhere. Die Viskosität sinkt mit steigen-

◘ Abb. 3.2   Im verengten Rohr strömt die Flüssigkeit schnell und hat einen geringeren Druck (Aus Harten: Physik f. Mediziner, 2017)

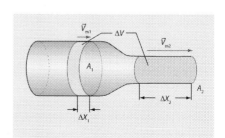

der Temperatur. Man kann sie zum Beispiel dadurch messen, dass man eine Kugel mit etwas höherer Dichte in der Flüssigkeit fallen lässt. Die Fallgeschwindigkeit ist umgekehrt proportional zur Viskosität.

3.4 Fragen und Aufgaben

3.4.1 Schweredruck

▪▪ **Frage 3.1**

Blutdruckmessungen werden üblicherweise am Oberarm durchgeführt. Wäre es ein Unterschied, am Unterbein zu messen?

▪▪ **Frage 3.2**

Wenn Sie einen Berg hinauffahren, knackt es gelegentlich in Ihren Ohren wegen des Druckausgleichs. Wird Ihr Trommelfell beim Hinauffahren nach innen oder nach außen gedrückt?

▪▪ **Frage 3.3**

Zu einem bestimmten Zeitpunkt ist der Blutdruck im Herz $1{,}5 \cdot 10^4$ Pa. Wie groß ist dann der Blutdruck in einer Arterie im Gehirn, die sich 45 cm über dem Herzen befindet? Vernachlässigen Sie Druckänderungen durch den Blutstrom.

▪▪ **Frage 3.4**

Die horizontale Querschnittsfläche Ihres Kopfes sei 100 cm². Wie groß ist dann das Gewicht der Luft über Ihrem Kopf?

▪▪ **Frage 3.5**

Wie groß ist der Gesamtdruck in 1 m Wassertiefe?

3.4.2 Auftrieb

▪▪ **Frage 3.6**

Welche Eigenschaft eines Gegenstandes bestimmt, ob er auf Wasser schwimmt oder sinkt? Was gilt in beiden Fällen für den Wert dieser Größe?

▪▪ **Frage 3.7**

In einem wassergefüllten Aquarium werden zwei massive Metallklötze dicht über dem Aquariumboden gehalten. Der eine besteht aus 300 g Aluminium und der andere aus 300 g Blei. Auf welchen von beiden wirkt eine höhere Auftriebskraft oder sind die Auftriebskräfte auf beide Klötze gleich?

▪▪ **Frage 3.8**

Zwei Stäbe mit identischer Form und Länge hängen einmal horizontal und einmal senkrecht unter Wasser. Auf welchen Stab wirkt eine höhere Auftriebskraft oder ist die Auftriebskraft auf beide Stäbe gleich?

■ ■ **Frage 3.9**

Auf einem fernen Planeten ist die Fallbeschleunigung kleiner als auf der Erde. Könnten Sie dort leichter im Wasser schwimmen?

■ ■ **Frage 3.10**

Stellen Sie sich vor, Sie halten zwei identische Ziegelsteine unter Wasser. Ziegelstein A befindet sich genau unter der Wasseroberfläche, während sich Ziegelstein B in größerer Tiefe befindet. Ist die Auftriebskraft für Stein A und B gleich?

■ ■ **Frage 3.11**

Ein großes Glas ist bis zum Rand mit Wasser gefüllt. Ein Gegenstand mit einer Masse von 300 g wird in dem Wasser versenkt. Dadurch fließen 200 g Wasser über den Rand des Glases. Wie groß ist die Auftriebskraft auf den Gegenstand? Ist sie größer oder kleiner als seine Gewichtskraft?

■ ■ **Frage 3.12**

Ein Holzklotz hat ein Volumen von einem Liter. Wenn er auf Wasser schwimmt, ragen 20 % seines Volumens aus dem Wasser. Welche Masse hat der Klotz?

3.4.3 **Elastizität**

■ ■ **Frage 3.13**

Zwei gleichlange Stäbe sind aus demselben Material gefertigt. Der eine Stab hat einen kreisförmigen Querschnitt, der andere einen quadratischen. Der kreisförmige Querschnitt passt gerade in den quadratischen hinein. Beide werden längs mit der gleichen Kraft gezogen. Wird dabei einer der beiden Stäbe länger und wenn ja, welcher?

■ ■ **Frage 3.14**

Warum sind größere Knochen röhrenförmig?

■ ■ **Frage 3.15**

Eine Bandscheibe habe eine Fläche von 20 cm² und eine Dicke von 15 mm im unbelasteten Zustand. Wir nehmen Sie elastisch an. Bei einer Belastung mit der Gewichtskraft einer Masse von 50 kg wird sie 0,5 mm komprimiert. Wie groß ist das Elastizitätsmodul der Bandscheibe?

3.4.4 **Strömung, Stromstärke**

■ ■ **Frage 3.16**

Wasser fließt durch ein Rohr, das sich an einer Stelle verengt. Sind die Stromstärken in dem Bereich mit größerem Durchmesser, dem Bereich mit kleinerem Durchmesser und der Verengungsstelle verschieden?

3

■■ **Frage 3.17**

Ein horizontales Rohr verengt sich von einem Durchmesser von 10 cm am Ort A zu einem Durchmesser von 5 cm am Ort B. Wie verhalten sich die mittleren Strömungsgeschwindigkeiten einer laminar durch das Rohr strömenden Flüssigkeit an den Orten A und B? Wir nehmen eine inkompressible Flüssigkeit mit niedriger Viskosität an.

■■ **Frage 3.18**

Warum wird der Wasserstrahl aus einem Wasserhahn nach unten hin immer dünner?

■■ **Frage 3.19**

Wenn es in einer Arterie an einer Stelle Plaque gibt, die Arterie dort also verengt ist, kann es zwei Gründe geben, warum der Strömungswiderstand in der Arterie steigt. Welche?

■■ **Frage 3.20**

Wenn man mit einem Paddelboot einen Fluss hinaufpaddelt, ist es sinnvoll dicht am Ufer zu fahren. Wenn man den Fluss in Strömungsrichtung hinabpaddeln will, fährt man besser in der Mitte. Warum?

■■ **Frage 3.21**

In der ◘ Abb. 3.3 strömt eine Flüssigkeit laminar von links nach rechts. Ordne die Punkte im Bild in der Reihenfolge der Strömungsgeschwindigkeit an diesen Stellen.

■■ **Frage 3.22**

Durch eine Arterie zum Gehirn fließt Blut mit einer Stromstärke von $4 \cdot 10^{-6}$ m³/s. Die Arterie hat einen Durchmesser von 4 mm. Wie groß ist die mittlere Strömungsgeschwindigkeit in der Arterie?

■■ **Frage 3.23**

Im Menschen fließt das Blut vom Herzen in die Aorta, die sich dann in viele Arterien bis hin zu vielen kleinen Kapillaren verzweigt. Die Aorta hat einen Durchmesser von ca. 3 cm und die mittlere Strömungsgeschwindigkeit dort beträgt 30 cm/s. Die Kapillaren haben einen Durchmesser von ca. 5 μm und die mittlere Strömungsgeschwindigkeit dort beträgt etwa $2 \cdot 10^{-4}$ m/s. Schätzen Sie ab, in wie viele Kapillare das Arteriensystem verzweigt.

◘ **Abb. 3.3**   Zu Frage 3.21

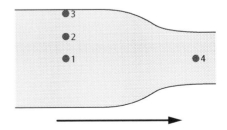

3.4.5 Hagen-Poiseuille

■■ **Frage 3.24**

Wie ist der Strömungswiderstand eines Rohres definiert?

■■ **Frage 3.25**

Eine Infusionslösung fließt durch zwei Infusionsnadeln. Die Druckdifferenz an den Enden der beiden Diffusionsnadeln ist gleich, die eine Nadel ist aber doppelt so lang wie die andere. Wie verhalten sich die Stromstärken in den beiden Nadeln zueinander?

■■ **Frage 3.26**

Ein Gärtner wässert seinen Garten mit einem Schlauch, der einen Innendurchmesser von 1 cm hat. Er findet, dass das zu lange dauert. Daher nimmt er lieber einen Schlauch mit 2 cm Durchmesser. Um welchen Faktor hat er den Garten dann schneller bewässert? Alle anderen Bedingungen sollen gleichbleiben.

■■ **Frage 3.27**

Um welchen Faktor nimmt der Radius eines Blutgefäßes ab, wenn der Blutfluss um 50 % reduziert wird? Nehmen Sie eine konstante Druckdifferenz an.

■■ **Frage 3.28**

Wie erhöht sich die Volumenstromstärke einer laminar strömenden Flüssigkeit in einem Rohr, wenn man den Radius verdoppelt und alle anderen Bedingungen gleich lässt?

■■ **Frage 3.29**

Durch ein Rohr mit 1 cm Durchmesser strömt Wasser. Es wird nun ein zweites Rohr gleicher Länge mit 2 cm Durchmesser parallel geschaltet. Die Druckdifferenz an den Rohrenden bleibt gleich und die Strömung bleibt laminar. Um welchen Faktor erhöht sich die gesamte Stromstärke?

3.4.6 Bernoulli

■■ **Frage 3.30**

Zwei lange Flussfrachtschiffe, die in einem engen Abstand genau parallel nebeneinander herfahren, drohen zusammenzustoßen. Warum?

■■ **Frage 3.31**

Rauch steigt in einem Schornstein schneller auf, wenn Wind über den Schornstein weht. Warum?

3

3.5   Antworten und Lösungen

3.5.1   Schweredruck

▪ ▪ Antwort 3.1

Der Oberarm befindet sich ungefähr in der Höhe des Herzens. Daher entspricht der hier gemessene Blutdruck in der Hauptarterie des Arms in etwa dem Druck, den das Herz in der Aorta erzeugt. Am Unterbein haben Sie dagegen einen wesentlich höheren Druck in den Arterien, jedenfalls, wenn Sie ruhig stehen. Die Druckdifferenz entspricht tatsächlich in etwa dem hydrostatischen Schweredruck bei gut 1 m Wassertiefe. Das sind etwa 80 mm Quecksilbersäule, die dort zu dem durchschnittlichen Blutdruck von 100 mm Quecksilbersäule am Herzen dazu kommen. Sie würden also am Unterbein einen erheblich erhöhten Druck von ca. 180 mmHg messen.

▪ ▪ Antwort 3.2

Mit zunehmender Höhe wird der Luftdruck kleiner. Die meisten Smartphones haben einen Barometersensor, mit dem man schon den Druckunterschied bei einem Höhenunterschied von 1 m messen kann (eine schöne empfindliche App für Android heißt „sensitive Altimeter"). Dadurch haben Sie, wenn Sie den Berg hinauffahren, vor dem Druckausgleich in Ihrem Mittelohr einen höheren Druck als den Außendruck. Ihr Trommelfell wird also nach außen gebogen.

▪ ▪ Antwort 3.3

Wie schon in der Antwort auf die Frage 3.1 gesagt, entspricht die Blutdruckdifferenz im Körper tatsächlich dem entsprechenden Schweredruck im Wasser. Die Blutdruckdifferenz in Pascal berechnet sich demnach gemäß:

$$\Delta p = \rho \cdot g \cdot \Delta h = 1000 \, \frac{\text{kg}}{\text{m}^3} \cdot 9,81 \, \frac{\text{m}}{\text{s}^2} \cdot 0,45 \, \text{m} = 4414 \, \text{Pa}$$

Der Blutdruck im Gehirn ist dann also: $p = 1,5 \cdot 10^4$ Pa $- 0,44 \cdot 10^4$ Pa $= 1,04 \cdot 10^4$ Pa

▪ ▪ Antwort 3.4

Der Luftdruck beträgt ungefähr 10^5 Pa $= 10^5 \, \frac{\text{N}}{\text{m}^2}$. 100 cm² sind ein Hundertstel Quadratmeter. Also beträgt das Gewicht der Luft über 100 cm² 1000 N.

▪ ▪ Antwort 3.5

In 10 m Wassertiefe ist der Gesamtdruck ungefähr zweimal der Luftdruck. Einmal, weil an der Oberfläche des Wassers schon Luftdruck herrscht und ein zweites Mal wegen des Schweredrucks, der in 10 m Wassertiefe einmal Luftdruck beträgt. In 1 m Wassertiefe haben wir dann als Gesamtdruck den Luftdruck von der Oberfläche plus 1/10 des Luftdrucks als Schweredruck, also in etwa $1,1 \cdot 10^5$ Pa.

3.5.2 Auftrieb

■■ Antwort 3.6

Ob ein Gegenstand auf Wasser schwimmt oder nicht, wird durch seine Dichte (Masse durch Volumen) bestimmt. Der Gegenstand schwimmt, wenn diese Dichte ρ_K kleiner ist als die Dichte von Wasser $\left(\rho_{fl} = 1\dfrac{g}{m^3} = 1000\dfrac{kg}{m^3} \right)$. Dann ist die Auftriebskraft $F_A = V_K \cdot \rho_{fl} \cdot g$ größer als die Gewichtskraft $F_G = V_K \cdot \rho_K \cdot g$. Ist die Dichte des Gegenstandes hingegen größer als die von Wasser, versinkt er im Wasser. In der Luft liegen die Dinge genauso: Soll ein Kinderballon nach oben fliegen, muss er mit Helium gefüllt werden, da dieses Gas eine geringere Dichte als Luft hat.

■■ Antwort 3.7

Blei hat eine wesentlich höhere Dichte als Aluminium. Daher ist unser Bleiklotz bei gleicher Masse deutlich kleiner als der Aluminiumklotz. Kleineres Volumen bedeutet auch kleinere Auftriebskraft. Beide Klötze können nicht schwimmen, da die Dichte dieser Metalle auf jeden Fall viel größer ist als die von Wasser.

■■ Antwort 3.8

Wie uns die Formel für die Auftriebskraft lehrt, hängt die Kraft nur vom Volumen des Gegenstandes und nicht von seiner Lage oder Orientierung ab. Bei der senkrechten Stellung des Stabes ist die Druckdifferenz am oberen und unteren Ende sehr groß. Daher könnte man denken, dass auch die Auftriebskraft größer ist. Aber in dieser senkrechten Stellung ist die Fläche, auf die dieser große Druckunterschied wirkt, sehr klein, nämlich nur die Stirnfläche des Stabes. Ist der Stab horizontal, so ist zwar die Druckdifferenz zwischen oben und unten viel kleiner, aber dafür die Fläche viel größer. Das gleicht sich gerade wieder aus.

■■ Antwort 3.9

Bei kleinerer Fallbeschleunigung g ist natürlich Ihr Gewicht $F_G = m \cdot g$ kleiner, aber der Schweredruck in der Flüssigkeit steigt mit der Tiefe nicht so stark an. In der Formel für den Auftrieb steht die Fallbeschleunigung auch drin, die Auftriebskraft ist dementsprechend kleiner. Daher fällt das Schwimmen nicht leichter.

■■ Antwort 3.10

Ja, der Auftrieb ist für die beiden Ziegelsteine gleich. Das liegt daran, dass der Schweredruck linear mit der Tiefe zunimmt. Das bedeutet, dass die Druckdifferenz zwischen Oberseite und Unterseite der Ziegelsteine immer gleich ist, ganz egal, in welcher Tiefe sie sich befinden. Deshalb steht in der Formel für den Auftrieb die Tiefe im Wasser nicht drin (s. Video ◘ Abb. 3.4).

■■ Antwort 3.11

Die Auftriebskraft entspricht dem Gewicht der verdrängten Flüssigkeit. In dieser Aufgabe werden 200 g Wasser verdrängt, und diese haben eine Gewichtskraft von

$$F_G = 0,2\,kg \cdot 9.81\,\frac{m}{s^2} = 1,96\,N = F_A \,.$$

3

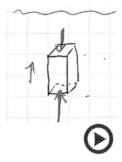

◘ **Abb. 3.4**   Zu Antwort 3.10 Video

Diese Auftriebskraft ist natürlich kleiner als die Gewichtskraft des Gegenstands, denn dieser hatte eine Masse von 300 g.

▪▪ Antwort 3.12

Wenn der Holzklotz schwimmt, kompensieren sich die Gewichtskraft des Holzklotzes und die Auftriebskraft gerade. Die Auftriebskraft wiederum ist die Gewichtskraft des verdrängten Wassers. Diese ist in unserem Fall:

$$F_A = 0,81 \cdot 1000 \frac{\text{kg}}{\text{m}^3} \cdot 9,81 \frac{\text{m}}{\text{s}^2} = 0,0008\,\text{m}^3 \cdot 1000 \frac{\text{kg}}{\text{m}^3} \cdot 9,81 \frac{\text{m}}{\text{s}^2} = 0,8\,\text{kg} \cdot 9,81 \frac{\text{m}}{\text{s}^2} = 7,85\,\text{N}$$

Damit ist dann die Masse des Holzklotzes gerade diese Gewichtskraft geteilt durch die Fallbeschleunigung, also 0,8 kg.

3.5.3 Elastizität

▪▪ Antwort 3.13

Der runde Stab hat eine kleinere Querschnittsfläche als der quadratische Stab. Wenn ich beide mit der gleichen Kraft ziehe, dann wirkt auf den runden Stab eine größere mechanische Spannung, denn die mechanische Spannung ist Kraft durch Querschnittsfläche. Wenn die beiden Stäbe aus dem gleichen Material gefertigt sind, haben beide das gleiche Elastizitätsmodul. Daher muss bei dem runden Stab die Dehnung etwas größer sein als bei dem quadratischen Stab, wegen der höheren mechanischen Spannung. Dehnung ist Längenänderung/Länge des Stabes. Da beide Stäbe ursprünglich die gleiche Länge haben, wird der runde unter der Zugspannung länger als der Stab mit quadratischem Querschnitt (s. Video ◘ Abb. 3.5).

▪▪ Antwort 3.14

Wenn ein Stab gebogen wird, so wird er auf der äußeren Seite der Biegung gestreckt und auf der inneren Seite gestaucht. In der Mitte wird der Stab weder gestreckt noch gestaucht. Am stärksten verformt wird er an der Oberfläche. Lässt man daher die Mitte des Stabes weg und macht aus ihm ein Rohr, so ändert er seine Steifigkeit nur wenig, da der Stab ja im mittleren Bereich nur wenig verformt wird. Bei einem Rohr erhält man

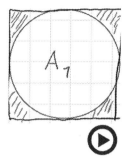

Abb. 3.5 Zu Antwort 3.13 Video

also eine hohe Steifigkeit mit weniger Gewicht und Material. Das macht sich sowohl das Gras als auch das Skelett von Wirbeltieren zunutze.

■■ Antwort 3.15

Die mechanische Druckspannung auf die Bandscheibe beträgt ungefähr 500 N auf 20 cm². Die Stauchung beträgt 0,5 mm auf 15 mm, also 0,03. Das Elastizitätsmodul berechnet sich zu:

$$E = \frac{F}{A} \cdot \frac{l_0}{\Delta l} = 25\,\frac{N}{cm^2} \cdot 0,03 = 0,75\,\frac{N}{cm^2}$$

3.5.4 Strömung, Stromstärke

■■ Antwort 3.16

Nein, die Wassermenge, die pro Zeit an einer bestimmten Stelle des Rohres vorbeikommt, ist überall entlang des Rohres gleich, es sei denn, das Rohr hat irgendwo ein Loch, durch das Wasser entweicht oder hinzukommt. Da sich die Querschnittsfläche des Rohres aber bei einer Verengung verkleinert, muss dort die Strömungsgeschwindigkeit größer werden. Denn es gilt: Volumenstromstärke gleich Querschnittsfläche mal Strömungsgeschwindigkeit.

■■ Antwort 3.17

Wie eben gesagt gilt: Volumenstromstärke gleich Querschnittsfläche mal Strömungsgeschwindigkeit. Das Verhältnis der Querschnittsflächen beträgt hier: $\dfrac{\pi \cdot (5\,cm)^2}{\pi \cdot (10\,cm)^2} = \dfrac{1}{4}$.

Also ist die mittlere Strömungsgeschwindigkeit an der Engstelle B viermal so hoch wie im dickeren Rohrteil A.

■■ Antwort 3.18

Das Wasser im Wasserstrahl befindet sich praktisch im freien Fall. Je tiefer es gefallen ist umso schneller ist es. Die Stromstärke ist im Wasserstrahl aber überall gleich. Deshalb muss die Querschnittsfläche abnehmen (s. Video ■ Abb. 3.6).

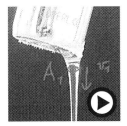

■ **Abb. 3.6**   Zu Antwort 3.18 Video

■ ■ Antwort 3.19

Zum einen ist an der Verengungsstelle der Radius für die Strömung kleiner. Nach dem Gesetz von Hagen-Poiseuille führt das schon zu einer starken Erhöhung des Strömungswiderstands, da dieser ja mit der vierten Potenz des Radius zu- oder abnimmt. Weil die Strömung an dieser Stelle deutlich schneller wird, treten dort üblicherweise außerdem noch Verwirbelungen auf. Die Strömung ist dann nicht mehr laminar, sondern turbulent, was generell zu einer Erhöhung des Strömungswiderstands führt. Verwirbelungen im Blutstrom sind auch deswegen gefährlich, weil sich dort leichter Blutgerinnsel bilden, es also zu einer Thrombose kommen kann.

■ ■ Antwort 3.20

Auch in einem Fluss ist das Strömungsprofil näherungsweise parabelförmig. Während der Fluss also in der Mitte recht schnell strömt, kommt die Strömung zum Ufer hin gänzlich zum Erliegen. Fährt man flussabwärts, so will man von der schnellen Strömung profitieren. Flussaufwärts paddelt man natürlich besser dort, wo der Fluss kaum strömt.

■ ■ Antwort 3.21

Wegen des parabelförmigen Strömungsprofils in einem Rohr nimmt die Strömungsgeschwindigkeit von Punkt eins zu Punkt zwei zu Punkt drei stetig ab. Am Punkt vier ist die Strömungsgeschwindigkeit aber deutlich höher als am Punkt eins, weil wir hier eine Rohrverengung haben.

■ ■ Antwort 3.22

Nun können wir einmal quantitativ die Beziehung Stromstärke gleich Strömungsgeschwindigkeit mal Querschnittsfläche anwenden. Die Querschnittsfläche A beträgt:

$$A = \pi \cdot \left(4\,\text{mm}\right)^2 = 5{,}03 \cdot 10^{-5}\,\text{m}^2.$$

Damit ergibt sich die Strömungsgeschwindigkeit zu:

$$v = \frac{4 \cdot 10^{-6}\,m^3\,/\,s}{5{,}03 \cdot 10^{-5}\,\text{m}^2} = 0{,}08\,\frac{\text{m}}{\text{s}}.$$

■■ Antwort 3.23

Die Stromstärke in der Aorta beträgt:

$$I_\mathrm{A} = \pi \cdot \left(0{,}03\,\mathrm{m}\right)^2 \cdot 0{,}3\,\frac{\mathrm{m}}{\mathrm{s}} = 8{,}5 \cdot 10^{-4}\,\frac{\mathrm{m}^3}{\mathrm{s}}.$$

Die Stromstärke in einer Kapillare beträgt:

$$I_\mathrm{K} = \pi \cdot \left(5 \cdot 10^{-6}\,\mathrm{m}\right)^2 \cdot 2 \cdot 10^{-4}\,\frac{\mathrm{m}}{\mathrm{s}} = 1{,}57 \cdot 10^{-14}\,\frac{\mathrm{m}^3}{\mathrm{s}}.$$

Die Zahl der Kapillaren N ergibt sich aus dem Verhältnis der Stromstärken:

$$N = \frac{8{,}5 \cdot 0^{-4}\,\dfrac{\mathrm{m}^3}{\mathrm{s}}}{1{,}57 \cdot 10^{-14}\,\dfrac{\mathrm{m}^2}{\mathrm{s}}} = 5{,}4 \cdot 10^{10}.$$

3.5.5 Hagen-Poiseuille

■■ Antwort 3.24

Der Strömungswiderstand ist definiert als Druckdifferenz durch Stromstärke:

$$R = \frac{\Delta p}{I}$$

Das entspricht der Definition des elektrischen Widerstandes als Spannung durch Strom:

$$R = \frac{U}{I}$$

■■ Antwort 3.25

Nach dem Gesetz von Hagen-Poiseuille ist der Strömungswiderstand proportional zur Länge des Rohres. Das heißt: in der längeren Nadel haben wir nur die halbe Stromstärke. Das ist genauso wie beim elektrischen Widerstand eines Drahtes.

■■ Antwort 3.26

Wenn alles andere gleichbleibt, ist die Stromstärke proportional zum Radius des Rohres zur vierten Potenz. Wählt der Gärtner also einen Schlauch mit doppeltem Durchmesser (und damit auch mit doppeltem Radius), so hat er um einen Faktor $2^4 = 16$-mal schneller bewässert.

■■ Antwort 3.27

Die Reduktion der Stromstärke um 50 % bedeutet eine Halbierung der Stromstärke. Da die Stromstärke mit der vierten Potenz des Radius geht, bedeutet eine Halbierung der

Stromstärke dass der Radius um den Faktor eins durch vierte Wurzel aus zwei

$\left(\dfrac{1}{\sqrt[4]{2}} = 0,84 \right)$ kleiner wird.

3

▪▪ Antwort 3.28
Die vierte Potenz von 2 ist 16. Die Stromstärke erhöht sich also um einen Faktor 16.

▪▪ Antwort 3.29
Sagen wir, im Rohr Nummer eins haben wir die Stromstärke I_1. Da der Durchmesser von Rohr Nummer zwei doppelt so groß ist, haben wir in ihm eine Stromstärke, die 16-mal I_1 ist. Die gesamte Stromstärke durch beide Rohre ist also 17-mal I_1.

3.5.6 Bernoulli

▪▪ Antwort 3.30
Das Wasser muss sich zwischen den beiden Flussfrachtschiffen „hindurchzwängen", strömt dort also schneller als außen an den Schiffen. Da das Wasser auf diese höhere Geschwindigkeit beschleunigt werden muss, ist in diesem schnelleren Strom der Druck niedriger als außen an den Schiffen. Dadurch werden die Schiffe aneinandergedrückt.

▪▪ Antwort 3.31
Auch in schnell bewegter Luft ist der Druck etwas niedriger als in langsamer oder stehender Luft. Wenn also der Wind über den Schornstein streicht, vermindert das den Druck am oberen Ende des Schornsteins, verglichen mit dem Druck im Ofen. Dadurch steigen dann der Rauch und die heiße Luft im Schornstein schneller auf.

Schwingungen und Wellen

Elektronisches Zusatzmaterial: Die elektronische Version dieses Kapitels enthält
Zusatzmaterial, das berechtigten Benutzern zur Verfügung steht
https://doi.org/10.1007/978-3-662-59150-5_4. Die Videos lassen sich mit Hilfe der SN More
Media App abspielen, wenn Sie die gekennzeichneten Abbildungen mit der App scannen

© Springer-Verlag GmbH Germany 2019
U. Harten, *Übungsbuch Physik für Mediziner*, Springer-Lehrbuch,
https://doi.org/10.1007/978-3-662-59150-5_4

4.1 Schwingungen

Periodische Abläufe haben eine **Periodendauer** T, die man aus einem Amplitude-Zeit-Diagramm ablesen kann und in Prüfungen auch öfter mal muss. Die **Frequenz** f ist eins durch die Periodendauer.

Sie sollten die Frequenzen des Hörbereichs Ihrer Ohren im Kopf haben (50–20.000 Hz).

Die im Physikunterricht beliebteste periodische Bewegung ist die eines Federpendels (s. ◘ Abb. 4.1).

Die Periodendauer wird bestimmt durch die Federkonstante D und die Masse m des Gewichts an der Feder:

$$T = 2\pi \sqrt{\frac{m}{D}}$$

Die Federkonstante ist der Faktor zwischen der Dehnung Δl einer Feder und der Kraft F, die ich zum Dehnen brauche: $F = D \cdot \Delta l$.

◘ **Abb. 4.1**   Schwingungsverlauf bei einem Federpendel (Aus Harten: Physik f. Mediziner 2017)

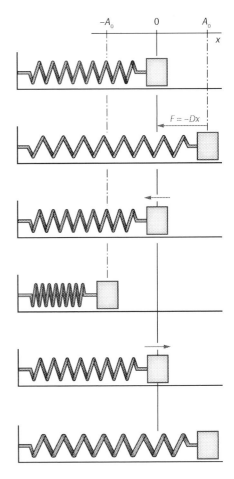

Abb. 4.2 Kreisförmige Wasserwelle, die sich nach außen ausbreitet (Aus Harten: Physik f. Mediziner 2017)

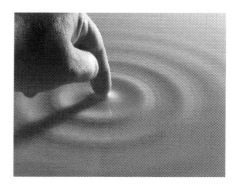

❓ Hat eine „harte" Feder eine große oder eine kleine Federkonstante? Wird ein Federpendel mit einer härteren Feder schneller oder langsamer schwingen?

✅ Um eine harte Feder zu dehnen braucht es eine größere Kraft. Also wird auch D größer sein. Damit ist die Periodendauer der Pendelschwingung kleiner und die Frequenz größer.

4.2 Wellen

Wellen entstehen, wenn sich eine periodische Anregung im Raum ausbreitet (s. ▪ Abb. 4.2).

Sie hat also eine Frequenz f und eine **Ausbreitungsgeschwindigkeit** c. Dadurch entsteht eine Periode im Raum, die Wellenlänge λ genannt wird. Für die Prüfung sehr wichtig ist der Zusammenhang zwischen diesen Größen:

$$c = \lambda \cdot f \quad \text{oder } \lambda = c \cdot T$$

Für die Medizin sind die Lichtwelle und die Schallwelle wichtig. Licht behandeln wir in der Optik.

Merken müssen Sie sich die Ausbreitungsgeschwindigkevt von Schall in Luft (wegen der Ohren; 330 m/s) und Wasser (wegen der Ultraschalldiagnostik; 1500 m/s).

❓ Eine Schallwelle tritt von Luft in Wasser ein. Um welchen Faktor ändern sich die Frequenz und die Wellenlänge?

✅ An der Wasseroberfläche hat die Schwingung der Schallwelle <u>eine</u> Frequenz. Die Welle ändert ihre Frequenz beim Eintritt in das Wasser also nicht. Daher ist die Wellenlänge im Wasser länger als in der Luft, um den Faktor $\dfrac{1500}{330} = 4,5$.

Die Ultraschallbildgebung beruht auf einer Messung der Laufzeit eines reflektierten Schallpulses. Die müssen Sie öfter mal ausrechnen. Sehr wichtig ist, dass Ihnen klar ist, dass beim Übergang einer Schallwelle (bei Licht ist es genauso) die Frequenz f gleichbleibt und sich die Ausbreitungsgeschwindigkeit c ändert. Damit ändert sich auch die Wellenlänge λ (s. Animation in Antwortvideo zu Frage 4.7 ◘ Abb. 4.4).

In der Ultraschalldiagnostik spielt auch der **Dopplereffekt** eine Rolle, da er die Messung der Strömungsgeschwindigkeit des Blutes oder die Geschwindigkeit der Herzklappen erlaubt. Bewegen sich Schallquelle und Empfänger mit einer Relativgeschwindigkeit Δv zueinander, dann hört der Empfänger die Frequenz erhöht (Bewegung aufeinander zu) oder vermindert (voneinander weg). Näherungsweise (und in der Ultraschalldiagnostik ist das immer eine sehr gute Näherung) gilt:

$$\frac{\Delta f}{f} = \frac{\Delta v}{c}$$

Hier ist c die Schallgeschwindigkeit.

Sehr oft gibt es Fragen zur Intensität des Schalls, und zwar im **Pegelmaß** (siehe auch ▶ Abschn. 1.5.4), da die Lautstärke, die das Ohr empfindet, in etwa logarithmisch mit der Intensität geht.

Die Intensität ist eine Energiestromdichte, also die mit der Welle transportierte Energie pro Zeit und Fläche, gemessen in Watt pro Quadratmeter. In jeder Welle ist die Intensität proportional zum Quadrat der Amplitude.

Der Pegel L (wird mit der Einheit dB (Dezibel) angegeben) bemisst zunächst ein Verhältnis zwischen zwei Intensitäten I_1 und I_2 oder Amplituden A_1 und A_2:

$$L = 10 \cdot lg\left(\frac{I_2}{I_1}\right) = 10 \cdot lg\left(\frac{A_2^2}{A_2^2}\right) = 20 \cdot lg\left(\frac{A_2}{A_1}\right)$$

Aus diesem Relativmaß wird ein Absolutmaß, wenn die Intensität auf eine feste Referenz-Intensität, nämlich die Hörschwelle von $I_0 = 10^{-12}$W/m^2 bezogen wird.

❓ Wir haben zwei Signale mit 0 dB. Wieviel dB hat die Summe dieser beiden Signale, also 0 dB + 0 dB = ? dB. Konsultieren Sie dazu die ▶ Tab. 1.3 in Abschn. 1.3.3!

✅ Ein Signal mit 0 dB hat die Referenz-Intensität. Zwei solche Signale addiert ergeben ein Signal mit doppelter Referenz-Intensität. Das hat dann einen Pegel von knapp 3 dB.

Obwohl wir es mit einem Verhältnismaß zu tun haben, wird dem Pegel die Einheit Dezibel (1 dB) zugeordnet. Der an der Hörschwelle orientierte absolute Pegel wird 1 dB(SPL) genannt. Wird das dann noch mit dem Frequenzgang des Ohres kombiniert, spricht man von der Lautstärke in **Phon**.

4.3 Fragen und Aufgaben

4.3.1 Schwingung

■■ **Frage 4.1**

Die Periodendauer eines Federpendels beträgt 2 s. Welchen Wert hat die Periodendauer, wenn Sie die Federkonstante vervierfachen, wenn Sie die Amplitude vervierfachen?

■■ **Frage 4.2**

Bei der Formel für das Federpendel wird immer angenommen, dass die Feder
selbst praktisch keine Masse hat. Hat sie in Wirklichkeit aber. Bedeutet das, dass
die tatsächliche Frequenz, verglichen mit der berechneten Frequenz, höher oder
niedriger ist?

■■ **Frage 4.3**

Ein Bungee-Springer springt von einer Brücke. Ist die Kraft, die das Gummiseil im tiefsten Punkt auf den Springer ausübt gleich seinem Gewicht?

4.3.2 Wellen

■■ **Frage 4.4**

Wie weit läuft eine Welle in einer Periodendauer?

■■ **Frage 4.5**

In der Ultraschalldiagnose wird typischerweise eine Schallfrequenz von 10 MHz verwendet. Welche Wellenlänge hat der Schall im Gewebe?

■■ **Frage 4.6**

Wenn man die Frequenz von Schall verdoppelt, wie ändern sich die Ausbreitungsgeschwindigkeit und die Wellenlänge?

■■ **Frage 4.7**

Sie brüllen Ihren Fisch im Aquarium an. Wenn er Sie denn hören könnte, würde er die
gleiche Frequenz hören oder eine tiefere oder höhere? Kommt der Schall mit gleicher
Wellenlänge an?

■■ **Frage 4.8**

Warum kann man einen Blitz sehen bevor man den Donner hört?

■■ **Frage 4.9**

Bauarbeiter haben oft einen Entfernungsmesser, der mit Ultraschall oder einem Laser-
strahl arbeitet. Man hält ihn gegen eine Wand und kann die Entfernung der gegenüberliegenden Wand messen. Wie funktioniert das?

4

■ ■ **Frage 4.10**

Eine Fledermaus in einer Höhle sendet einen Ton und hört das Echo 1 s später. Wie weit ist die Höhlenwand weg?

■ ■ **Frage 4.11**

Warum ist in der Ultraschalldiagnose das reflektierte Signal schwächer als das Ursprungssignal?

■ ■ **Frage 4.12**

Wir haben eine fest montierte Schallquelle und einen ebenfalls fest montiertes Mikrofon. Dazwischen weht ein Wind. Führt das zu einem Dopplereffekt?

■ ■ **Frage 4.13**

Ändert sich beim Dopplereffekt die Frequenz der Welle, die Ausbreitungsgeschwindigkeit oder beides?

■ ■ **Frage 4.14**

Ein Krankenwagen fährt mit 61 km/h von Ihnen weg, und Sie hören einen Ton von ca. 1000 Hz. Was ist dann die eigentliche Frequenz der Sirene?

4.3.3 Pegel

■ ■ **Frage 4.15**

Welches Intensitätsverhältnis entspricht 20 dB?

■ ■ **Frage 4.16**

Das Amplitudenverhältnis beträgt 100. Welchem Pegel entspricht das?

■ ■ **Frage 4.17**

Wie vergleicht sich die Intensität des lautesten Schalls, den man gerade noch aushält (ca. 10 W/m^2), mit der Hörgrenze? Was ist die Differenz der Schallpegel?

■ ■ **Frage 4.18**

Einer hat eine Hörgrenze von 3 dB (SPL), ein anderer 6 dB (SPL). Wer hört besser?

4.4 Antworten und Lösungen

4.4.1 Schwingungen

■ ■ **Antwort 4.1**

Eine größere Federkonstante bedeutet eine härtere Feder und damit eine höhere Frequenz. Die Federkonstante steht aber in der Wurzel. Wird sie also vervierfacht, so verdoppelt sich die Frequenz und halbiert sich die Periodendauer auf dann eine Sekunde. Die Frequenz und die Periodendauer sind vollkommen unabhängig von der Amplitude, mit der das Federpendel schwingt. Das ist charakteristisch für eine sogenannte harmonische Schwingung.

▪▪ Antwort 4.2

Wenn ein Federpendel schwingt, so schwingt ja auch die Feder, insbesondere die untere Hälfte der Feder, mit. Da die Feder eine Masse hat, hat sie auch schon eine Schwingungsfrequenz, ohne dass man noch ein Gewicht daran hängt. Da die Masse der Feder die gesamte Masse des Federpendels erhöht, erniedrigt sie die Frequenz. Die tatsächliche Frequenz ist also immer etwas niedriger als diejenige, die unter der Annahme einer masselosen Feder berechnet wird.

▪▪ Antwort 4.3

Nein, es ist nicht nur die Gewichtskraft. Der Bungee-Springer wechselt im tiefsten Punkt der Bahn ja auch seine Geschwindigkeitsrichtung von abwärts nach aufwärts. Er ist also im tiefsten Punkt der Bahn beschleunigt. Das Gummiseil muss also neben der Gewichtskraft auch noch die Kraft zur Beschleunigung des Springers liefern (s. Video ◘ Abb. 4.3).

4.4.2 Wellen

▪▪ Antwort 4.4

Die Welle läuft gerade eine Wellenlänge weit. Die Grundformel für Wellen kann auch mit der Periodendauer formuliert werden: $c = f \cdot \lambda = \dfrac{\lambda}{T}$. Die Geschwindigkeit der Welle ist also gerade eine Wellenlänge pro Periodendauer.

▪▪ Antwort 4.5

Um diese Frage beantworten zu können, müssen wir die Schallgeschwindigkeit im Gewebe wissen. Die ist recht genau gleich der Schallgeschwindigkeit in Wasser, die wiederum ungefähr 1500 m/s beträgt. Dann ergibt sich die Wellenlänge also zu: $\lambda = \dfrac{c}{f} = \dfrac{1500\,\mathrm{m/s}}{10^7\,\mathrm{Hz}} = 1{,}5 \cdot 10^{-4}\,\mathrm{m} = 150\,\mu\mathrm{m}$. Diese Wellenlänge ist zugleich die theoretische Grenze für die Auflösung in der Ultraschalldiagnose, also die Abmessung

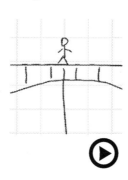

◘ **Abb. 4.3**   Zu Antwort 4.3 Video

der kleinsten Objekte, die noch nachgewiesen werden können. Tatsächlich ist die Auflösung aber eher bei etwa bei 300 μm = 0,3 mm. Das ist schon eine recht gute Auflösung, die darauf beruht, dass hier eine Frequenz von 10 MHz verwendet wird. Mit dieser Frequenz kommt man nur ein paar Zentimeter in das Gewebe hinein. Will man tiefer schauen, muss man eine niedrigere Frequenz mit einer entsprechend schlechteren Auflösung wählen.

▪▪ Antwort 4.6

Die Ausbreitungsgeschwindigkeit von Schall ist praktisch unabhängig von der Frequenz. Dies bedeutet, dass sich bei einer Verdopplung der Frequenz die Wellenlänge halbiert.

▪▪ Antwort 4.7

Wenn Schall oder auch Licht von einem Medium in ein anderes übertritt, bleibt die Frequenz immer gleich. Da sich aber immer die Ausbreitungsgeschwindigkeit ändert, ändert sich auch die Wellenlänge. Beim Übergang von Luft in Wasser vervierfacht sich ungefähr die Schallgeschwindigkeit. Die Wellenlänge wird also um einen Faktor vier länger. Selbst wenn der Fisch gut hören könnte, würde er nicht viel von Ihrem Gebrüll mitbekommen. Denn fast alles wird an der Glasoberfläche des Aquariums reflektiert (s. Video ◧ Abb. 4.4).

▪▪ Antwort 4.8

Wenn ein Blitz durch die Luft zuckt, erzeugt dies auch ein sehr lautes Geräusch, da die Luft im Blitzkanal quasi explodiert. Die Lichtwelle und die Schallwelle starten also fast zur gleichen Zeit am Blitzkanal. Das Licht ist aber Millionen Mal schneller als der Schall und daher viel früher bei Ihnen.

▪▪ Antwort 4.9

Das Gerät misst die Zeit, die die Schallwelle oder die Lichtwelle hin und zurück zur gegenüberliegenden Wand braucht. Bei Licht ist das eine sehr kurze Zeit, die im Bereich von Nanosekunden, also 10^{-9} s, liegt. Heutzutage ist eine Elektronik, die so kurze Zeit messen kann, nicht mehr besonders teuer.

▪▪ Antwort 4.10

Um diese Frage zu beantworten, brauchen wir die Schallgeschwindigkeit in Luft, die Sie auswendig lernen sollen: 330 m/s. Dieser Wert stimmt aber nur ungefähr, denn die

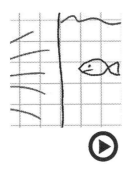

◧ **Abb. 4.4**   Zu Antwort 4.7 Video

Schallgeschwindigkeit ist temperaturabhängig. Das Echo ist der Schall, der einmal zur Wand und wieder zurückgelaufen ist. Die Zeit, bis der Schall zur Wand gelaufen ist, ist in diesem Fall also eine halbe Sekunde. In dieser Zeit hat der Schall die Hälfte von 330 m zurückgelegt, also 165 m.

■ ■ **Antwort 4.11**
Weil nicht der gesamte Schall an der Grenze zwischen zwei Gewebetypen reflektiert wird. Es wird umso mehr reflektiert, je stärker sich die Schallgeschwindigkeit an der Gewebegrenze ändert. So sind zum Beispiel Knochen im Ultraschallbild sehr gut sichtbar, da die Schallgeschwindigkeit im Knochen viel höher ist als in anderen Gewebe. Fetteinlagerungen in der Leber hingegen sind viel schwächer zu sehen, da sich die Schallgeschwindigkeit hier nur wenig ändert.

■ ■ **Antwort 4.12**
Wenn um die Schallquelle ein Wind weht, ändert dies tatsächlich die Wellenlänge in der Luft. Weht aber die Luft am Mikrofon noch mit der gleichen Geschwindigkeit und der gleichen Richtung, so gleicht das den Effekt gerade wieder aus. Ändert der Wind hingegen zwischen Schallquelle und Mikrofon Geschwindigkeit oder Richtung, so kann es auch zu einem Dopplereffekt kommen. Bei Aufgaben zum Dopplereffekt wird praktisch immer mit ruhender Luft gerechnet.

■ ■ **Antwort 4.13**
Die Ausbreitungsgeschwindigkeit der Welle hängt überhaupt nicht von den Geschwindigkeiten der Schallquelle oder des Mikrofons ab. Sie hängt nur vom Medium, also von der Luft oder vom Wasser ab. Wird die Schallquelle bewegt, so ändert sich mit der Wellenlänge auch die Frequenz der Welle in der Luft. Eine Bewegung des Mikrofons ändert die Frequenz der Welle in der Luft nicht, sondern nur die Frequenz, mit der die Mikrofonmembran angeregt wird.

■ ■ **Antwort 4.14**
Zunächst rechnen wir die Geschwindigkeit des Krankenwagens in Meter pro Sekunde um, um sie mit der Schallgeschwindigkeit von 330 m/s in Beziehung zu setzen:

$$v = 61 \frac{\text{km}}{\text{h}} = \frac{61}{3,6} \frac{\text{m}}{\text{s}} = 17 \frac{\text{m}}{\text{s}}$$

Wir haben dann die Formel:

$$\frac{\Delta f}{f} = \frac{17\,m/s}{330\,m/s} = 0,0515$$

Daraus folgt: $f - 1000\,\text{Hz} = 0,0515 \cdot f$

Da der Krankenwagen von uns wegfährt, ist $f - 1000$ Hz positiv, denn wir hören eine verminderte Frequenz.

So ergibt sich: $f = \dfrac{1000\,\text{Hz}}{1 - 0,0515} = 1054\,\text{Hz}$.

4.4.3 Pegel

■■ Antwort 4.15

Der Pegel ist zehnmal der dekadische Logarithmus des Intensitätsverhältnisses. Zwei ist der dekadische Logarithmus von 100, denn $10^2 = 100$. Das Intensitätsverhältnis beträgt also 100.

■■ Antwort 4.16

Die Intensität ergibt sich aus dem Quadrat der Amplitude. Daher ist der Pegel zwanzigmal der dekadische Logarithmus des Amplitudenverhältnisses:

$$10 \cdot lg \frac{I_2}{I_1} = 10 \cdot lg \frac{A_2^{\ 2}}{A_1^{\ 2}} = 10 \cdot lg \left(\left(\frac{A_2}{A_1} \right)^2 \right) = 10 \cdot 2 \cdot lg \frac{A_2}{A_1}$$

Ist das Amplitudenverhältnis also 100, so ist das Intensitätsverhältnis 10.000 und der Pegel 40 dB.

■■ Antwort 4.17

Die ideale Hörgrenze liegt bei 10^{-12} W/m². 10 W/m² ist also eine 10^{13}-mal höhere Intensität als die Hörgrenze. Der Pegelunterschied ist also 130 dB. 10 W/m² entsprechen also 130 dB (SPL).

■■ Antwort 4.18

Wenn jemand tatsächlich eine Hörgrenze von 10^{-12} W/m² hat, so entspricht das 0 dB (SPL). Eine Hörgrenze von 3 dB (SPL) entspricht $2 \cdot 10^{-12}$ W/m² (siehe ▶ Tab. 1.3) und eine Hörgrenze von 6 dB (SPL) entspricht $4 \cdot 10^{-12}$ W/m². Der Mensch mit 3 dB (SPL) hört also besser als der mit 6 dB (SPL).

Wärmelehre

Elektronisches Zusatzmaterial: Die elektronische Version dieses Kapitels enthält
Zusatzmaterial, das berechtigten Benutzern zur Verfügung steht
https://doi.org/10.1007/978-3-662-59150-5_5. Die Videos lassen sich mit Hilfe der SN More
Media App abspielen, wenn Sie die gekennzeichneten Abbildungen mit der App scannen

© Springer-Verlag GmbH Germany 2019
U. Harten, *Übungsbuch Physik für Mediziner*, Springer-Lehrbuch,
https://doi.org/10.1007/978-3-662-59150-5_5

5.1 **Ideales Gas**

Das Lieblingssystem in der Wärmelehre ist das ideale Gas. Stellen Sie sich einen Raum vor, in dem viele Tischtennisbälle mit großer Geschwindigkeit herumsausen. Die mittlere kinetische Energie dieser Bälle bestimmt die **absolute Temperatur**, die gesamte kinetische Energie nennt man Wärmeenergie oder genauer thermische Energie. Eine sehr wichtige Eigenschaft der Temperatur ist, dass sie im thermischen Gleichgewicht überall gleich ist.

Die Kraftstöße, mit denen die Bälle gegen die Wand hämmern, führen zu dem **Druck** auf die Wände. Diese thermische Bewegung der Atome und Moleküle gibt es aber nicht nur in Gasen, sondern auch in Flüssigkeiten und Festkörpern (s. ◘ Abb. 5.1).

Die absolute Temperatur, die proportional zur mittleren kinetischen Energie der Atome ist, wird in Kelvin gemessen, nicht in Grad Celsius. Es ist wichtig, dass dies die

◘ **Abb. 5.1**   Spurbilder der thermischen Bewegung in festem, flüssigem und gasförmigem Material

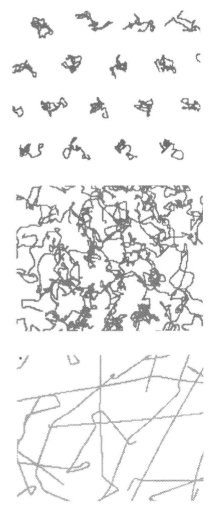

Temperatur ist, die im Gasgesetz steht. Die Gradeinteilung ist in der **Kelvin-Skala** und der **Celsius-Skala** gleich, der Wert der Temperatur in Kelvin ist aber um den Summanden 273 größer als der Wert der Temperatur in Grad Celsius (s. ❏ Abb. 5.2). Das wird zwar üblicherweise nicht direkt abgefragt, ist aber zum Lösen von Aufgaben zum Gasgesetz wichtig.

❓ Die Körpertemperatur ist also in Kelvin etwa?

✅ 273 K + 37 K = 310 K

Ein sehr oft in allen möglichen Varianten abgefragt ist eben dieses Gasgesetz. Es lautet:

$$p \cdot V = n \cdot R \cdot T$$

P: Druck

V: Volumen

n: Zahl der Mole. Ein Mol eines Gases enthält ca. $6 \cdot 10^{23}$ Moleküle. Die Größe heißt **Stoffmenge**.

R: Gaskonstante

T: absolute Temperatur in Kelvin

Es werden auch oft Diagramme (Druck gegen Temperatur, Druck gegen Volumen, Volumen gegen Temperatur) abgefragt (❏ Abb. 5.3).

Andererseits gibt es Rechenaufgaben, in denen Sie zum Beispiel eine Volumenänderung bei einer Druckänderung berechnen sollen. Das Gasgesetz müssen Sie sehr gut im Kopf haben. Es ist auch nützlich, sich zu merken, dass ein Mol eines idealen Gases unter Normbedingungen (Umweltbedingungen: 10^5 Pa, 20 °C $\triangleq$ 293 K) ungefähr 24 l Volumen hat (das **Molvolumen**).

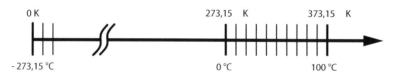

❏ **Abb. 5.2**   Kelvin- und Celsius-Skala

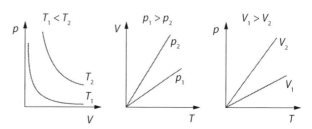

❏ **Abb. 5.3**   Drei Parameterdarstellungen des Zustandsdiagramms idealer Gase: Isothermen (konstante Temperatur) im p-V-Diagramm (links), Isobaren (konstanter Druck) im V-T-Diagramm (Mitte), Isochoren (konstantes Volumen) im p-T-Diagramm (rechts)

? Sie atmen eine bestimmte Stoffmenge Luft mit 20 °C ein und mit 37 °C wieder aus.
Wie stark hat sich dadurch das Volumen der geatmeten Luft geändert?

✓ Das Volumen ist ein kleinwenig größer geworden entsprechend dem Faktor der
Temperaturänderung (da die Stoffmenge und der Druck gleichbleiben). Dieser

Faktor ist $\dfrac{310\,\text{K}}{293\,\text{K}} = 1{,}06$.

5.2 Wärmekapazität

5

Wenn Sie die Temperatur eines Gegenstandes erhöhen wollen, müssen Sie Energie E
zuführen. Wie viel, sagt Ihnen die **Wärmekapazität** C:

$$C = \frac{E}{\Delta T} \qquad \left(\text{Einheit} : 1\ \frac{\text{J}}{\text{K}} \right)$$

Zur Berechnung der Wärmekapazität eines Gegenstandes benutzt man oft die **spezifische Wärmekapazität** c des Materials, aus dem der Gegenstand gemacht ist. Das ist
eine Wärmekapazität bezogen auf die Masse m des Materials:

$$C = m \cdot c$$

? Die berühmteste spezifische Wärmekapazität ist die von Wasser: $4{,}18\dfrac{\text{kJ}}{\text{kg} \cdot \text{K}}$. Welche
Wärmekapazität hat also eine Tüte Milch?

✓ Wahrscheinlich enthält Ihre Tüte Milch einen Liter, der wiederum 1 kg Masse hat. Die
Pappe drumherum können wir vernachlässigen. Also ist die Wärmekapazität $4{,}18\dfrac{\text{kJ}}{\text{K}}$.

Berechnungen, die die Wärmekapazität und diese spezifische Wärmekapazität verwenden, werden oft abgefragt. Eine besondere Variante sind Mischungsaufgaben,
bei denen sie zum Beispiel einen warmen Gegenstand in eine kalte Flüssigkeit tauchen und dann abwarten, welche Gleichgewichtstemperatur sich mit der Zeit einstellt.

5.3 Partialdruck

Ein Gas kann aus verschiedenen Molekülen zusammengesetzt sein. Die Konzentration
der einzelnen Moleküle im Gas können Sie über deren Partialdrücke angeben. Die
Partialdrücke aller Moleküle im Gas ergeben aufaddiert den Gesamtdruck. An manchen Hochschulen müssen Sie die Zusammensetzung der Luft kennen (80 % Stickstoff
(Massenzahl 28), 20 % Sauerstoff (Massenzahl 32)). Beim IMPP wird das selten abgefragt.

5.4 Verdampfungswärme

Man muss viel Energie aufbringen, um eine Flüssigkeit zu verdampfen. Denn man muss ja die Bindungen zwischen den Molekülen aufbrechen. Insbesondere das Verdampfen von Wasser erfordert viel Energie. Sie nutzen das aus, um Ihren Körper bei hoher Außentemperatur zu kühlen. Drüsen in Ihrer Haut scheiden dazu Wasser aus: Sie schwitzen (vornehm ausgedrückt: transpirieren). Die notwendige Energie zum Verdampfen gibt die sogenannte Verdampfungswärme in Joule pro Kilogramm an. Auch das Schmelzen erfordert Energie. Da hier die Bindungen aber nur gelockert werden, ist die Schmelzwärme kleiner als die Verdampfungswärme.

5.5 Fragen und Aufgaben

5.5.1 Gasgesetz

■■ **Frage 5.1**
Was ist der Unterschied zwischen Temperatur und thermischer Energie?

■■ **Frage 5.2**
Kann das Vakuum eine Temperatur haben?

■■ **Frage 5.3**
Was hat eine größere thermische Energie: Eine Kanne mit heißem Tee oder ein 5-l-Kanister mit Wasser bei 0 °C?

■■ **Frage 5.4**
Wenn Druck und Volumen eines Gases gegeben sind, ist dann die Temperatur eindeutig festgelegt?

■■ **Frage 5.5**
Haben alle Moleküle in der Luft im Mittel die gleiche Geschwindigkeit?

■■ **Frage 5.6**
Welchen Wert haben der Gefrierpunkt und der Siedepunkt von Wasser in Kelvin?

■■ **Frage 5.7**
Ein Gegenstand hat eine Temperatur von 10 °C. Welche Celsius-Temperatur hat der Gegenstand, wenn wir seine absolute Temperatur verdoppeln?

■■ **Frage 5.8**
Gas befindet sich in einem Behälter. Um welchen Faktor ändert sich der Druck, wenn:
    a) wir das Volumen verdoppeln und die Temperatur verdreifachen?
    b) wir das Volumen halbieren und die Temperatur verdoppeln?

▪▪ Frage 5.9

Wir haben Gas in zwei Behältern A und B mit verschiedenen Volumina, Drücken und Temperaturen. Wie ändern sich diese Zustandsgrößen T_A, T_B, p_A, p_B, V_A, V_B, wenn die Behälter in thermischen Kontakt gebracht werden, also Energie zwischen den Gasen ausgetauscht werden kann.

▪▪ Frage 5.10

Wenn ein Mensch kräftig einatmet, so sind das etwa 4 l Luft (aktives Lungenvolumen). Wieviel Mol Sauerstoff hat er dann etwa eingeatmet?

5.5.2 Wärmekapazität

▪▪ Frage 5.11

Hat ein Material, das sich leicht erwärmen lässt, eine kleine oder eine große spezifische Wärmekapazität?

▪▪ Frage 5.12

Wenn ein heißer Gegenstand mit Starttemperatur T_A einen kalten Gegenstand gleicher Masse mit Temperatur T_B aufwärmt, weil sie in thermischem Kontakt sind, stellt sich dann mit der Zeit in beiden Gegenständen die mittlere Temperatur $(T_A + T_B)/2$ ein?

▪▪ Frage 5.13

Überlegen Sie sich, warum Aluminium eine größere spezifische Wärmekapazität hat als Blei.

▪▪ Frage 5.14

Sie wollen Ihr Süppchen (0,5 l, leider im Wesentlichen aus Wasser) mit einem Reisetauchsieder mit einer Leistung von 300 W von 20 °C auf 60 °C erwärmen. Wie lange dauert das?

▪▪ Frage 5.15

Sie gießen 70 °C heißen Glühwein $\left(200\ \text{ml},\ c_W = 4{,}18\ \dfrac{\text{kJ}}{\text{kg} \cdot \text{K}} \right)$ in einen Zinnbecher bei Raumtemperatur 20 °C mit einer Masse von 100 g $\left(c_{Zinn} = 230\ \dfrac{\text{J}}{\text{kg} \cdot \text{K}} \right)$. Der Glühwein wird dadurch leider etwas kälter. Auf welchen Wert sinkt seine Temperatur im thermischen Gleichgewicht?

5.5.3 Verdampfungswärme

❓ Frage 5.16: Früher hat man getestet, ob das Bügeleisen schon heiß ist, indem man es mit einem angefeuchteten Finger berührt hat. Warum sollte man das unbedingt nur mit einem angefeuchteten Finger tun?

Frage 5.17: In trockener Luft hält man Hitze besser aus als in feuchter, also wenn es schwül ist. Warum?

5.6 Antworten und Lösungen

5.6.1 Gasgesetz

■■ **Antwort 5.1**

Die thermische Energie ist die gesamte Energie eines Gegenstandes, die von der thermischen Bewegung herrührt. Auch die Temperatur ist ein Maß für die thermische Energie, aber nicht bezogen auf den gesamten Gegenstand, sondern bezogen auf die einzelnen Moleküle im Gegenstand. Dadurch ist die Temperatur nicht abhängig von der Größe des Gegenstandes, sondern ein Maß für die Stärke der thermischen Bewegung.

■■ **Antwort 5.2**

Nein. Wo keine Atome oder Moleküle sind, gibt es auch keine thermische Bewegung, und ohne thermische Bewegung keine Temperatur.

■■ **Antwort 5.3**

Gehen wir mal davon aus, dass in der Kanne 1 l Tee ist. Und nehmen wir einmal an, dass „heiß" 70 °C bedeutet. Auch Tee besteht im Wesentlichen aus Wasser, hat also die gleiche spezifische Wärmekapazität wie reines Wasser. Die thermische Energie berechnet sich zu Wärmekapazität mal Temperatur, wobei hier aber die absolute Temperatur zu nehmen ist. Die absolute Temperatur unseres Wassers beträgt 273 K, die unseres Tees 343 K. Das ist zwar eine höhere Temperatur, aber wir haben ja fünfmal mehr Wasser, das demgemäß auch eine fünfmal so große (absolute) Wärmekapazität wie der Tee hat. Das Produkt aus Wärmekapazität und absoluter Temperatur ist deshalb im Wasser immer noch etwa viermal so groß wie beim Tee. Bei den absoluten Temperaturen unterscheiden sich das Wasser und der Tee eben doch nicht so sehr.

■■ **Antwort 5.4**

In der Gleichung für das ideale Gas stehen insgesamt vier Zustandsgrößen: der Druck, das Volumen, die Temperatur, und dann noch die Gasmenge. Erst wenn auch diese noch bekannt wäre, wäre die Temperatur eindeutig festgelegt.

■■ **Antwort 5.5**

Alle Moleküle in der Luft hätten die gleiche mittlere Geschwindigkeit, wenn sie alle die gleiche Masse hätten. Denn die Temperatur legt die mittlere kinetische Energie fest. Tatsächlich haben die Moleküle der Luft aber unterschiedliche Massen und daher unterschiedliche mittlere Geschwindigkeiten bei gleicher mittlerer kinetischer Energie.

■■ Antwort 5.6

Celsius-Temperaturen rechnen wir dadurch auf Kelvin-Temperaturen um, in dem wir 273 (oder genauer 273,15) zum Zahlenwert dazu addieren. 0 °C entsprechen also 273 K und 100 °C entsprechen 373 K.

■■ Antwort 5.7

10 °C entsprechen 283 K. Doppelte absolute Temperatur sind dann 566 K. Wenn wir von 566 K 273 abziehen, so bekommen wir wieder eine Celsius-Temperatur, nämlich 293 °C.

■■ Antwort 5.8

Das ideale Gasgesetz sagt uns: $p = \dfrac{n \cdot R \cdot T}{V}$.

a) Eine Verdreifachung der absoluten Temperatur verdreifacht also den Druck. Eine Verdopplung des Volumens halbiert aber den Druck. Also ändert sich der Druck insgesamt um einen Faktor 3/2.

b) Das Volumen halbieren verdoppelt den Druck, die Temperatur verdoppeln verdoppelt den Druck noch mal. Er steigt also um den Faktor 4.

■■ Antwort 5.9

Was wir mit Sicherheit sagen können: Die Temperaturen gleichen sich an. Die Volumina bleiben natürlich gleich, da sich die Behälter nicht ändern. Die Drücke stellen sich so ein, dass das Gasgesetz erfüllt ist. Mehr können wir über die Drücke nicht sagen, da sie in der Aufgabenstellung nicht spezifiziert sind (s. Video ◘ Abb. 5.4).

■■ Antwort 5.10

Das Molvolumen unter Normalbedingungen beträgt ungefähr 24 l. Wenn der Mensch 4 l einatmet, hat er also ungefähr ein Sechstel Mol Luftmoleküle eingeatmet. Nur 20 % oder ein Fünftel davon sind aber Sauerstoff. Das ergibt also ein Dreißigstel Mol Sauerstoff.

5.6.2 Wärmekapazität

■■ Antwort 5.11

Unter „leichter erwärmen" versteht man üblicherweise, dass man weniger Energie braucht, um eine bestimmte Temperaturerhöhung zu erhalten. Das heißt also, dass die Wärmekapazität des Gegenstandes, bzw. die spezifische Wärmekapazität des Materials dann kleiner ist.

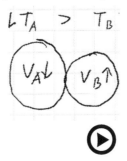

◘ **Abb. 5.4**   Zu Antwort 5.9 Video

■ ■ Antwort 5.12

Damit sich die Temperatur gerade in der Mitte zwischen den Anfangstemperaturen einstellt, muss nicht nur die Masse der beiden Gegenstände gleich sein, sondern auch die spezifischen Wärmekapazitäten der Materialien. Dann sind die Wärmekapazitäten der Gegenstände gleich und nur dann bekommt man $(T_A + T_B)/2$.

■ ■ Antwort 5.13

1 kg Aluminium enthält knapp achtmal so viele Atome wie 1 kg Blei, weil die Bleiatome eben etwa achtmal so schwer sind wie die Aluminiumatome. Die Temperatur gibt die mittlere kinetische Energie der Atome an. Daher enthält 1 kg Aluminium bei gleicher Temperatur knapp achtmal so viel thermische Energie wie 1 kg Blei. Dies bedeutet dann auch, dass seine spezifische Wärmekapazität knapp achtmal so groß ist.

■ ■ Antwort 5.14

Die Wärmekapazität der Suppe bestimmt sich aus der Masse mal der spezifischen Wärmekapazität des Wassers, $4,18\dfrac{\text{kJ}}{\text{kg}\cdot\text{K}}$. Die zugeführte Energie ist Leistung mal Zeit. Also bekommen wir:

$$300\,\text{W}\cdot t = 0,5\,\text{kg}\cdot 4180\,\frac{\text{J}}{\text{kg}\cdot\text{K}}\cdot\left(60\,^{\circ}\text{C} - 20\,^{\circ}\text{C}\right).$$

Für die Temperaturdifferenz ist es egal, ob wir sie mit Celsius-Temperaturen oder Kelvin-Temperaturen hinschreiben, da die Gradabstände in beiden Skalen gleich sind (◘ Abb. 5.2). Die Rechnung liefert eine Zeit von 279 s.

■ ■ Antwort 5.15

Das ist so eine erwähnte Mischaufgabe. Wir lösen sie durch die Betrachtung einer Energiebilanz. Der Glühwein gibt Energie (Wärme) ab und der Zinnbecher nimmt diese Energie auf. Das setzt voraus, dass dabei keine Energie mit der Umgebung ausgetauscht wird. Das ist die übliche Annahme bei solchen Aufgaben. Der Glühwein gibt folgende Energie ab (s. Video ◘ Abb. 5.5):

$$Q_{\text{Glühwein}} = 0,2\,\text{kg}\cdot 4,18\,\frac{\text{kJ}}{\text{kg}\cdot\text{K}}\cdot\left(70\,^{\circ}\text{C} - \delta_M\right)$$

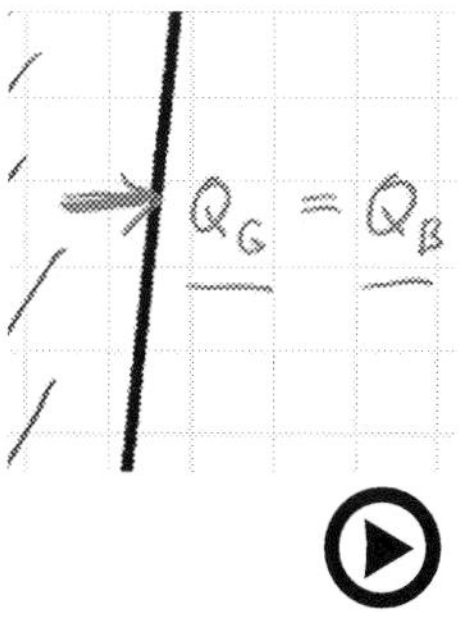

◘ **Abb. 5.5**　Zu Antwort 5.15 Video

Dabei ist δ_M die gesuchte Mischtemperatur, also die Temperatur, die sich im thermischen Gleichgewicht einstellt. Der Zinnbecher nimmt folgende Energie auf:

$$Q_{\text{Zinnbecher}} = 0,1\,\text{kg} \cdot 0,23\,\frac{\text{kJ}}{\text{kg} \cdot \text{K}} \cdot \left(\delta_M - 20°C\right)$$

Wenn es keinen Energieaustausch mit der Umgebung gibt, muss nun $Q_{\text{Glühwein}} = Q_{\text{Zinnbecher}}$ sein. Das liefert eine Bestimmungsgleichung für die Mischtemperatur:

$$\delta_M = \frac{58,5\,\text{kJ} + 0,46\,\text{kJ}}{0,2\,\text{kg} \cdot 4,18\,\dfrac{\text{kJ}}{\text{kg} \cdot \text{K}} + 0,1\,\text{kg} \cdot 0,23\,\dfrac{\text{kJ}}{\text{kg} \cdot \text{K}}} = 68,6°C$$

5

5.6.3 **Verdampfungswärme**

■■ **Antwort 5.16**

Die Unterseite eines betriebsbereiten Bügeleisens hat eine Temperatur von deutlich über 100 °C. Daher verdampft das Wasser am Finger sofort und es zischt. Dieses Zischen sagt Ihnen, dass das Bügeleisen heiß genug ist. Zugleich kühlt das verdampfende Wasser Ihren Finger, sodass Sie sich den Finger, wenn Sie ihn schnell genug wieder wegnehmen, nicht verbrennen.

■■ **Antwort 5.17**

Wenn es heiß ist, werden Sie die Wärmeenergie, die Sie ständig abgeben müssen, um die Körpertemperatur konstant zu halten, im Wesentlichen dadurch los, dass Sie Schweiß verdampfen. „Schwül" bedeutet eine hohe Luftfeuchtigkeit. Beträgt diese 100 %, ist die Luft mit Wasser gesättigt und der Schweiß auf Ihrer Haut kann gar nicht mehr verdampfen. Auch bei Luftfeuchtigkeit zwischen 70 % und 100 % verdampft der Schweiß deutlich schlechter, als Sie es gewohnt sind und rinnt Ihnen der Körper herunter.

Elektrizitätslehre

Elektronisches Zusatzmaterial: Die elektronische Version dieses Kapitels enthält
Zusatzmaterial, das berechtigten Benutzern zur Verfügung steht
https://doi.org/10.1007/978-3-662-59150-5_6. Die Videos lassen sich mit Hilfe der SN More
Media App abspielen, wenn Sie die gekennzeichneten Abbildungen mit der App scannen

© Springer-Verlag GmbH Germany 2019
U. Harten, *Übungsbuch Physik für Mediziner*, Springer-Lehrbuch,
https://doi.org/10.1007/978-3-662-59150-5_6

6.1 **Stromkreis**

Wichtigstes Thema in der Elektrizitätslehre ist der Stromkreis. Jeder Stromkreis enthält eine Spannungsquelle, die die Ladungsträger (Elektronen im Metalldraht oder Ionen in einem Elektrolyten) gegen einen Reibungswiderstand durch den Stromkreis treibt (◘ Abb. 6.1a,b).

Ein Ladungsträger trägt meistens eine Elementarladung ($e_0 = 1, 6 \cdot 10^{-19}$As). Den Zahlenwert brauchen Sie sich nicht zu merken, aber sie müssen öfter mit Elementarladungen rechnen. Wie viele Ladungsträger im Stromkreis strömen, wird mit der elektrischen Stromstärke I beschrieben, die angibt, wie viel Ladung Q pro Zeit an jeder Stelle im Stromkreis vorbeikommt:

6

$$I = \frac{Q}{t} \quad \left(\text{Einheit} : 1\,\text{A} = 1\,\text{Ampere}\right)$$

Wie groß diese Stromstärke ist, wird zum einen durch die Spannung U der Spannungsquelle bestimmt und zum anderen durch den **Gesamtwiderstand** R im Stromkreis. In den Prüfungsaufgaben ist die Stromstärke immer proportional zur Spannung U (Ohm´sches Gesetz):

$$R = \frac{U}{I} \quad \left(\text{Einheit} : 1\,\Omega = 1\,\text{Ohm}\right)$$

Diese Beziehung wird sehr oft abgefragt. Im Stromkreis können sich mehrere Widerstände befinden. Diese können mit ihrem Widerstandswert R oder mit ihrem **Leitwert**

$$G = \frac{1}{R} \quad \left(\text{Einheit} : 1\,\text{S} = 1\,\text{Siemens}\right)$$

charakterisiert werden.

❓ Was macht also bei konstanter Spannung der Strom, wenn wir den Leitwert verdoppeln?

✅ Er verdoppelt sich.

◘ **Abb 6.1   a,b** Einfacher
Stromkreis. Die Glühbirne ist
ein Widerstand (Aus Harten:
Physik f. Mediziner 2017)

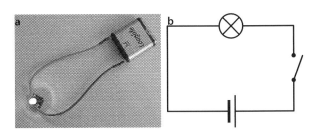

Liegen mehrere Widerstände im Stromkreis hintereinander (sind sie also in Reihe geschaltet), so addieren sich ihre Widerstandswerte zum Gesamtwiderstand R. Sind die Widerstände hingegen parallelgeschaltet, so addieren sich ihre Leitwerte zum Gesamtleitwert.

Reihenschaltung : $R = R_1 + R_2 + R_3 + \ldots$

Parallelschaltung : $G = G_1 + G_2 + G_3 + \ldots$

❓ Wir schalten drei Widerstände mit Widerstandswert R parallel und setzen dann drei solche Dreipacks hintereinander. Welchen Widerstandswert hat das dann?

✅ R

Jeder Draht stellt einen Widerstand dar. Sein Widerstandswert wird durch den spezifischen Widerstand ρ des Materials bestimmt und durch seine Geometrie. Je dicker (Querschnittsfläche A) und kürzer (Länge l) der Draht, umso kleiner der Widerstand:

$$R = \rho \cdot \frac{l}{A}$$

Da die Ladungsträger im Stromkreis gegen einen Reibungswiderstand anlaufen, wird hier wie bei jeder Reibung Energie umgesetzt: Der Draht wird warm. Für die umgesetzte Leistung P (also Energie pro Zeit) gilt:

$$P = U \cdot I$$

Zusammen mit der Definition für den Widerstand ergibt sich:

$$P = R \cdot I^2$$

Diese Zusammenhänge werden sehr oft abgefragt.

❓ In unseren drei hintereinander geschalteten Dreipacks von Widerständen wird also insgesamt eine Leistung von $P = R \cdot I^2$ umgesetzt, wenn I der Gesamtstrom durch die Schaltung ist. Da es insgesamt neun Widerstände sind, wird wohl in jedem ein Neuntel der Leistung umgesetzt. Prüfen Sie nach, ob das mit den Strömen durch die einzelnen Widerstände zusammenpasst.

✅ Wenn drei gleiche Widerstände parallelgeschaltet werden, fließt durch jeden ein Drittel des Gesamtstroms. Durch alle Dreierpacks fließt der gleiche Gesamtstrom. Also wird in jedem Widerstand tatsächlich $(1/3)^2 = 1/9$ der Gesamtleistung umgesetzt.

6.2 **Batterie**

Eine Liebhaberei des IMPP ist die Angabe der in einer Batterie gespeicherten elektrischen Energie (die dann in einem Stromkreis umgesetzt werden kann). Eigentlich sollte diese in der Energieeinheit Joule angegeben werden. Tatsächlich wird sie aber immer in

Amperestunden (Ah) angegeben. Dahinter steckt ein Zusammenhang, der allerdings auch in anderen Fragen von Bedeutung sein kann. Da ja die elektrische Leistung im Stromkreis Strom mal Spannung ist, ist also die Energie Strom mal Spannung mal Zeit. Tatsächlich gilt für die Energieeinheit:

$$1\,\text{Joule} = 1\,\text{J} = 1\,\text{N} \cdot \text{m} = 1\,\text{V} \cdot \text{A} \cdot \text{s} = 1\,\text{W} \cdot \text{s}$$

Es ist nützlich sich diesem Zusammenhang zu merken. Um die gespeicherte Energie in der Batterie zu berechnen, muss ich also neben den Amperestunden auch noch die Spannung der Batterie wissen. Die Energie ist dann diese Spannung multipliziert mit den Amperestunden. Um das in Joule angeben zu können, muss man dann noch wissen, dass eine Stunde 3600 Sekunden hat.

6.3 **Elektrisches Feld, Kondensator**

Die Kraft, die die Ladungsträger im Stromkreis gegen die Reibungskraft vorantreibt, wird durch ein elektrisches Feld im Draht vermittelt. Zwischen der Kraft $\vec{F}$ und der Feldstärke $\vec{E}$ besteht der Zusammenhang:

$$\vec{F} = q \cdot \vec{E}$$

q ist die Ladung des Ladungsträgers. Die Vektorpfeile zeigen an, dass die Richtung der Kraft immer der Richtung der elektrischen Feldstärke entspricht.

Ein gleichmäßiges elektrisches Feld lässt sich auch dadurch erzeugen, dass man zwei parallele Metallplatten entgegengesetzt auflädt. Eine solche Anordnung nennt man einen **Plattenkondensator** (◘ Abb. 6.2).

Eine Zellmembran, die auf beiden Seiten entgegengesetzt geladene Ionen an ihrer Oberfläche aufweist, bildet auch einen solchen Plattenkondensator. Es liegt eine Spannung über der Membran bzw. dem Plattenkondensator vor. In der Physiologie kann das zum Beispiel die Signalspannung in der Nervenzelle sein. Daher ist der Plattenkondensator ein beliebtes Thema in Prüfungen. Um einen Kondensator aufzuladen, muss man eine Spannungsquelle anschließen. Es fließen dann Elektronen von der einen Platte auf die andere Platte, sodass die eine Platte positive Überschussladung enthält und die an-

◘ **Abb. 6.2**   Ein Plattenkondensator (Aus Harten: Physik f. Mediziner 2017)

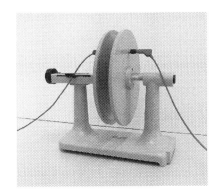

dere negative Überschussladung. Man hat dann, wie man sagt, Ladung auf dem Kondensator gespeichert und vor allen Dingen Energie. Die **Kapazität** C des Kondensators gibt an, wie viel (Überschuss) Ladung bei einer bestimmten Spannung auf den Platten ist:

$$C = \frac{Q}{U} \quad \left(\text{Einheit} : 1\,\text{F} = 1\,\text{Farad}\right)$$

Dieser Zusammenhang wird oft abgefragt.

❓ Ich möchte bei einem geladenen Kondensator die Ladung verdoppeln. Was muss ich tun?

✅ Der geladene Kondensator hat schon eine Spannung zwischen den Platten. Ich muss mit einer Spannungsquelle eine doppelt so hohe Spannung anlegen. Dann werden weitere Ladungen von einer Platte auf die andere fließen bis eine doppelte Überschussladung vorliegt.

Die Kapazität ist umso größer, je größer die Plattenfläche A ist und je kleiner der Plattenabstand d ist:

$$C \sim \frac{A}{d}$$

Die Feldstärke zwischen den Platten beträgt:

$$E = \frac{U}{d}$$

Wenn Sie einen geladenen Kondensator mit einem Widerstand verbinden, entsteht ein Stromkreis, in dem der Kondensator die Spannungsquelle darstellt. Die Elektronen fließen dann von der negativ geladenen Platte hinüber zur positiv geladenen, so lange, bis keine Überschussladung mehr auf den Platten ist. Der Anfangsstrom berechnet sich aus dem Widerstandswert und der Anfangsspannung am Kondensator:

$$I_0 = \frac{U}{R}$$

Der Strom fällt dann exponentiell ab, gemäß einer Gleichung

$$I(t) = I_0 \cdot e^{-\frac{t}{\tau}}$$

Je größer die Zeitkonstante τ ist, umso langsamer fällt der Strom ab. Ein großes τ erhalten Sie, wenn viel Ladung auf dem Kondensator gespeichert ist, seine Kapazität also groß ist, und wenn der Widerstand groß ist. Es gilt:

$$\tau = R \cdot C$$

Auch dies müssen Sie auswendig lernen.

❓ Ein Kondensator wird über einen Widerstand R entladen. Was ändert sich an der Entladung, wenn wir den Widerstandswert verdoppeln?

✅ Zweierlei: Der Anfangsstrom ist nur halb so groß, und die Zeitkonstante der Entladung verdoppelt sich. Das passt zusammen.

6.4 Magnetismus

Fragen zum Magnetismus kommen in IMPP-Fragen der Vergangenheit praktisch nicht vor. Tatsächlich spielt er im menschlichen Körper fast keine Rolle. Nur in der Medizintechnik ist er wichtig im Zusammenhang mit der Kernspintomografie. An Ihrer Universität kommen unter Umständen einige einfache Fragen zu dem Thema. Daher stelle ich die wichtigsten Zusammenhänge kurz da.

Auch ein Magnetfeld übt eine Kraft auf Ladungsträger aus. Allerdings nur dann, wenn sie sich bewegen. Die Richtung der Kraft steht dann senkrecht auf dem Magnetfeld und auf der Geschwindigkeit des Ladungsträgers und ist am größten, wenn sich der Ladungsträger senkrecht zum Magnetfeld bewegt. Der Ladungsträger wird im Magnetfeld also nicht schneller, es ändert sich nur die Bewegungsrichtung. In einem gleichmäßigen (homogenen) Magnetfeld bewegt sich ein Ladungsträger immer auf einer Kreisbahn oder einer Schraubenbahn.

Magnetfelder werden durch bewegte Ladungen erzeugt, d. h. in der Regel durch elektrische Ströme in Drähten. Das Magnetfeld umgibt einen Draht ringförmig. Wickelt man den Draht zu einer Spule, so hat man im Inneren der Spule ein gleichmäßiges (homogenes) Magnetfeld (◘ Abb. 6.3).

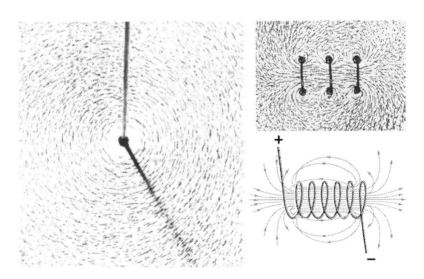

◘ **Abb. 6.3**   Magnetische Feldlinienbilder für Einzeldraht und Spule

◧ Abb. 6.4 Es wird eine Spannung U_{ind} induziert, wenn man entweder den Magneten oder die Spule bewegt

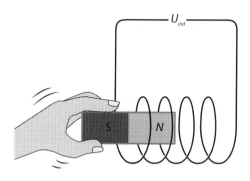

Bei uns kommt der Strom aus der Steckdose, und dies liegt daran, dass sich irgendwo hinter der Steckdose in einem Kraftwerk ein Generator befindet. Dieser funktioniert mit magnetischer **Induktion**. In eine Leiterschleife oder Spule wird immer dann ein Strom induziert, wenn sich das Magnetfeld im Inneren ändert. Dazu kann sich entweder die Leiterschleife bewegen oder der felderzeugende Magnet (◧ Abb. 6.4).

Ist die Leiterschleife oder die Spule nicht geschlossen, sodass kein Strom fließen kann, so entsteht an den Enden eine Spannung, die sogenannte Induktionsspannung U_{ind}.

6.5 Fragen und Aufgaben

6.5.1 Stromkreis

■■ **Frage 6.1**

Warum ist ein Draht, durch den ein Strom fließt, nicht elektrisch geladen?

■■ **Frage 6.2**

Was sind positive und negative Ionen?

■■ **Frage 6.3**

Wie unterscheidet sich der Strom in einem Elektrolyten von dem in einem Metalldraht?

■■ **Frage 6.4**

Warum sagt man, dass die Ladung quantisiert ist?

■■ **Frage 6.5**

Wie verändert sich der Strom, wenn sowohl die Spannung als auch der Widerstand halbiert werden?

■■ **Frage 6.6**

Ein Stromkreis besteht aus einer Batterie und einem Widerstand. Sie wollen die Spannung und den Strom durch die Batterie messen. Wie schalten Sie das Strommessgerät und das Spannungsmessgerät in den Kreis?

Abb. 6.5   Drei Widerstände mit Widerstandswert R

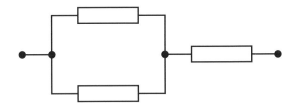

■■ Frage 6.7

Ein Stromkreis besteht aus einer Spannungsquelle und zwei Widerständen in Reihe. Der Strom durch einen Widerstand beträgt 1 A. Wie groß ist der Strom durch den anderen Widerstand? Wie verhalten sich die Spannungen an den Widerständen?

■■ Frage 6.8

Gegeben sind zwei Widerstände mit unterschiedlichen Werten $R_1 > R_2$. Wenn wir die Widerstände mit einer Batterie zusammenschalten, wird in ihnen mit unterschiedlicher Leistung Energie dissipiert. In welchem der beiden Widerstände ist die Leistung größer, a) bei Reihenschaltung der Widerstände, b) bei Parallelschaltung?

■■ Frage 6.9

Drei Widerstände mit Widerstandswert R sind wie abgebildet geschaltet. Wie groß ist der Gesamtwiderstandswert (**■** Abb. 6.5)?

6.5.2 Leistung

■■ Frage 6.10

Auf dem Typenschild eines Toasters steht 1000 W. Bei uns hat das Stromnetz eine Effektiv-Spannung von 230 V. Wie groß ist der Strom durch den Toaster? Welchen Widerstand hat der Toaster?

■■ Frage 6.11

Der Ausdruck $P = I^2 \cdot R$ deutet an, dass die Leistung mit dem Widerstand steigt. Die Gleichung $P = U^2/R$ hingegen scheint zu bedeuten, dass die Leistung mit steigendem Widerstand sinkt. Wie passt das zusammen?

■■ Frage 6.12

Die Batterie eines Tesla-Elektroautos hat eine Kapazität von 250 Ah bei einer Batteriespannung von 400 V. Wieviel Joule sind bei voller Aufladung in der Batterie gespeichert?

■■ Frage 6.13

Warum braucht man zu Versorgung eines Gerätes mit hoher Leistung dicke Drähte?

■ ■ **Frage 6.14**

Warum können sich Vögel auf eine Hochspannungsleitung setzen, ohne einen Schlag zu bekommen und tot runterzufallen?

6.5.3 Feld, Kondensator

■ ■ **Frage 6.15**

Wie ist die Richtung des elektrischen Feldes definiert?

■ ■ **Frage 6.16**

Gegeben sei ein Plattenkondensator, an dem eine Spannung U_C anliegt. An der negativ geladenen Platte befinde sich ein positiv geladener Gegenstand mit einer Ladung von 1 As. Wenn Sie den geladenen Gegenstand mit einer Arbeit von 10 J gegen die Kraft des elektrischen Feldes im Kondensator gerade zur positiv geladenen Platte hinüberbewegen können, wie groß ist die Spannung U_C am Kondensator? Wenn Sie den Gegenstand dann loslassen und zum Ausgangspunkt zurückfliegen lassen, welche kinetische Energie hat er dann?

■ ■ **Frage 6.17**

Ein Kondensator mit einer Kapazität von einem Nanofarad (1 nF) wird mit einer Spannung von 10 V aufgeladen. Wie viele Elektronen sind dann von der einen Platte zur anderen geflossen (Elementarladung $e_0 = 1,6 \cdot 10^{-19}$ As)?

■ ■ **Frage 6.18**

Ein geladener Kondensator wird an einen 100-Ω-Widerstand angeschlossen und entlädt sich in einer Sekunde auf den Buchteil 1/e der ursprünglichen Spannung. Wie groß ist seine Kapazität?

6.5.4 Magnetismus

■ ■ **Frage 6.19**

Warum ist Bewegung wichtig für Magnetismus?

■ ■ **Frage 6.20**

Wie muss ein stromtragender Draht zum Magnetfeld gerichtet sein, damit es eine möglichst große Kraft auf den Draht gibt?

■ ■ **Frage 6.21**

Wie verändert sich die Kraft auf einem Draht im Magnetfeld, wenn die Stromrichtung umgekehrt wird?

■ ■ **Frage 6.22**

Warum zieht ein Magnet eine Büroklammer an, aber keinen Bleistift?

◻ **Abb 6.6**   Zu Frage 6.24

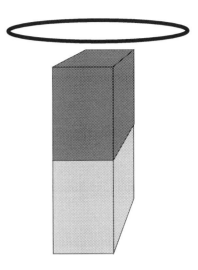

6

■ ■ **Frage 6.23**

Kann man mit einem Magnetfeld ein geladenes Teilchen schneller machen? Warum oder warum nicht?

■ ■ **Frage 6.24**

Eine kreisrunde Leiterschleife liegt auf einem Magneten. Wird ein Strom induziert, wenn sie um ihre Mittelachse rotiert wird (◻ Abb. 6.6)?

6.6 Antworten und Lösungen

6.6.1 Stromkreis

■ ■ **Antwort 6.1**

Materie ist normalerweise nicht elektrisch geladen, oder genauer gesagt neutral, weil die Atome genauso viele positiv geladene Protonen im Kern haben wie negativ geladene Elektronen in der Hülle. Das ist auch in Metallen so und bleibt auch so, wenn durch ein Metall ein Strom fließt. Dann strömen die beweglichen Elektronen, die sogenannten Leitungselektronen, durch den Draht. Es strömen aber genauso viele Elektronen auf der einen Seite in den Draht hinein, wie auf der anderen Seite hinaus, sodass die Gesamtzahl der Elektronen gleich bleibt.

■ ■ **Antwort 6.2**

Ionen sind Atome, die in der Elektronenhülle zu viele oder zu wenige Elektronen haben. In einem Gas ist ein solcher Zustand nicht stabil, das Atom versucht, schnell wieder auf die richtige Elektronenzahl zu kommen. Bei gelösten Salzen im Wasser hingegen können Ionen stabil sein.

■ ■ **Antwort 6.3**

In einem Metalldraht strömen im elektrischen Strom Leitungselektronen. Dies sind Elektronen, die von einem Atom zum nächsten wechseln können. Das ist in der Regel ein Elektron pro Atom. In einem Elektrolyten (meistens handelt es sich um eine wässrige Salzlösung) gibt es die in der vorherigen Antwort erwähnten stabilen Ionen. Übt man auf diese durch ein elektrisches Feld eine Kraft aus, so strömen auch sie genau wie die Leitungselektronen im Metall. Nun werden allerdings die negativen Ionen zu einer Elektrode und die positiven Ionen zur anderen Elektrode gezogen. Dies führt zu einem Abschneiden der entsprechenden chemischen Stoffe an den Elektroden.

■■ Antwort 6.4

In der Natur kommen praktisch nur zwei geladene Elementarteilchen vor: die positiv geladenen Protonen und die negativ geladenen Elektronen. Der Betrag der Ladung ist für beide gleich. Man nennt ihn die Elementarladung. Es gibt keine Teilchen mit kleinerer Ladung.

■■ Antwort 6.5

Es ist $I = U/R$. Also bleibt der Strom gleich, wenn wir sowohl die Spannung U als auch den Widerstand R halbieren.

■■ Antwort 6.6

Damit das Strommessgerät den Strom im Kreis messen kann, muss dieser durch das Gerät fließen. Das Strommessgerät muss also mit in den Kreis hinein geschaltet werden. Da der Strom im Kreis überall gleich ist, ist es egal, wo im Kreis das Strommessgerät eingefügt wird. Eine Spannung wird immer zwischen zwei verschiedenen Stellen im Stromkreis gemessen. Die beiden Kontakte des Spannungsmessgeräts werden also am besten direkt an die Kontakte des Widerstandes angeschlossen, wenn zum Beispiel die umgesetzte Leistung im Widerstand gemessen werden soll (s. Video ◑ Abb. 6.7).

■■ Antwort 6.7

Da der Strom überall im Stromkreis gleich ist, strömt auch durch beide Widerstände der gleiche Strom von 1 A. Da $U = I \cdot R$ ist, verhalten sich die Spannungen an den Widerständen zueinander wie die Widerstandswerte.

■■ Antwort 6.8

Die Leistung der dissipierten Energie ist Strom mal Spannung. Bei Reihenschaltung ist der Strom durch beide Widerstände gleich. Am Widerstand mit dem größeren Widerstandswert liegt die größere Spannung, und daher wird in ihm eine größere Leistung

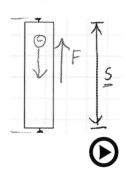

◑ **Abb. 6.7**   Zu Antwort 6.6. Video

umgesetzt. Bei Parallelschaltung liegt an beiden Widerständen die gleiche Spannung, und durch den Widerstand mit dem kleineren Widerstandswert fließt der größere Strom. Daher wird in diesem Fall im Widerstand mit dem kleineren Widerstandswert mehr Leistung umgesetzt.

▪▪ Antwort 6.9

Die beiden parallel geschalteten Widerstände haben zusammen den Widerstandswert $R/2$. Dieser Widerstand ist wiederum mit dem dritten Widerstand in Reihe geschaltet.

Also ist der gesamte Widerstandswert: $R + \dfrac{R}{2} = 1,5 \cdot R$.

▪▪ Antwort 6.10

6

Der Strom ist: $I = \dfrac{P}{U} = \dfrac{1000\,\text{W}}{230\,\text{V}} = 4,35\,\text{A}$.

Damit ist der Widerstandswert: $R = \dfrac{230V}{4,35\,A} = 53\,\Omega$.

6.6.2 Leistung

▪▪ Antwort 6.11

Es kommt immer darauf an, wie denn der Strom und die Spannung auf eine Änderung des Widerstandes reagieren. Ist zum Beispiel der Strom fest vorgegeben, so steigt nach der ersten Formel die Leistung mit dem Widerstand an. In der zweiten Formel steigt die Spannung proportional zum Widerstand an, damit der Strom konstant bleibt. Da die Spannung quadratischen in der Formel steht, steigt auch nach der zweiten Formel die Leistung mit dem Widerstandswert an.

Ist hingegen die Spannung fest vorgegeben, so sinkt mit steigendem Widerstand der Strom. Das führt dann auch in der ersten Formel zu einer sinkenden Leistung bei steigendem Widerstand (s. Video ◘ Abb. 6.8).

▪▪ Antwort 6.12

Zur Beantwortung dieser Frage müssen wir einfach die Spannung mit der Kapazität in Amperestunden multiplizieren: das liefert 100.000 J.

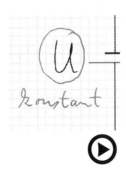

◘ **Abb. 6.8**   Zu Antwort 6.11 Video

■■ **Antwort 6.13**

Ein dicker Draht hat einen kleineren Widerstand. Hohe Leistung bedeutet in aller Regel einen großen Stromwert. Daher soll der Widerstand im zuführenden Draht klein sein, damit die Spannung zwischen den Drahtenden klein ist und damit auch die Leistung der im Draht dissipierten Energie klein bleibt, der Draht also nicht heiß wird. Eine Alternative zum dicken Draht ist allerdings eine hohe Versorgungsspannung, denn dann bleibt der Strom im Draht klein. Im Haushalt sind wir aber praktisch immer auf eine Versorgungsspannung von 230 V festgelegt.

■■ **Antwort 6.14**

Für den Körper ist eine Spannung nicht gefährlich. Gefährlich ist der Strom, der durch den Körper fließt, denn dieser bringt die Chemie in den Zellen durcheinander. Gefährlich würde es für den Vogel also nur werden, wenn er gleichzeitig den Hochspannungsdraht und den Mast berühren und damit die Isolierung überbrücken würde. Bei großen Vögeln und kleinem Isolierungskörper könnte das passieren.

6.6.3 Feld, Kondensator

■■ **Antwort 6.15**

Der elektrische Feldvektor zeigt in die Richtung, in die das Feld eine Kraft auf einen positiv geladenen Gegenstand ausübt.

■■ **Antwort 6.16**

Die elektrische Spannung ist gerade so definiert, dass sie mit der Energie zusammenhängt, die aufgewendet werden muss, um einen Gegenstand mit einem gewissen Ladungswert gegen ein Feld zu bewegt. Diese Energie bzw. Arbeit ist gerade Spannung U mal Ladungswert q. Für uns heißt das: $U = \dfrac{W}{q} = \dfrac{10\,\mathrm{J}}{1\,\mathrm{As}} = 10\,\mathrm{V}$. Wenn der Gegenstand nun losgelassen wird und wieder zum Ausgangspunkt zurückfliegt, wird diese Energie wieder freigesetzt und in kinetische Energie umgewandelt. Die kinetische Energie beträgt dann also auch 10 J (s. Video ◘ Abb. 6.9).

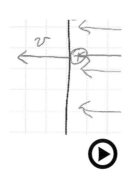

◘ **Abb. 6.9**   Zu Antwort 6.16 Video

▪▪ Antwort 6.17

Für die Kapazität eines Kondensators gilt: $C = \dfrac{Q}{U} \Rightarrow Q = C \cdot U = 10^{-9}\,\text{F} \cdot 10\,\text{V} = 10^{-8}\,\text{As}$

. Diese Ladung entspricht folgender Zahl n an Elektronen: $n = \dfrac{10^{-8}\,\text{As}}{1,6 \cdot 10^{-19}\,\text{As}} = 6,25 \cdot 10^{10}$.

▪▪ Antwort 6.18

Die Zeit, in der die Spannung auf 1/e des ursprünglichen Wertes abfällt, entspricht

gerade der Zeitkonstante $\tau = R \cdot C$. Damit ergibt sich für uns: $C = \dfrac{1\,\text{s}}{100\,\Omega} = 0,01\,\text{F}$.

6.6.4 Magnetismus

6

▪▪ Antwort 6.19

Das magnetische Feld wird immer durch bewegte Ladung erzeugt und wirkt auch immer auf bewegte geladene Gegenstände. Wo alles ruht, gibt es kein Magnetfeld. Auch in einem Permanentmagneten bewegt sich Ladung, nämlich die Elektronen in den Atomhüllen.

▪▪ Antwort 6.20

Die magnetische Lorentzkraft auf einen geladenen Gegenstand ist dann am höchsten, wenn sich der Gegenstand senkrecht zum Magnetfeld bewegt. Dies gilt auch für die Leitungselektronen im Draht. Der Draht muss also senkrecht zum Magnetfeld stehen.

▪▪ Antwort 6.21

Wird die Stromrichtung umgekehrt, so kehrt sich auch die Richtung der magnetischen Lorentzkraft um.

▪▪ Antwort 6.22

Eine Büroklammer besteht im Wesentlichen aus Eisen. Eisen ist ein Element, aus dem man auch Permanentmagnete machen kann. Dies geschieht dadurch, dass man ein Eisenstück in ein Magnetfeld hält. Die Büroklammer wird also von einem Magneten angezogen, da sie sich durch das Magnetfeld dieses Magneten selbst in einem Magneten verwandelt. Man spricht davon, dass das Eisenstück magnetisiert. Ein Bleistift besteht im Wesentlichen aus Holz und Graphit. Dies sind beide Materialien, die nicht magnetisieren.

▪▪ Antwort 6.23

Im Magnetfeld wird ein geladenes Teilchen nicht schneller, da die magnetische Lorentzkraft immer senkrecht zur Geschwindigkeit des Teilchens wirkt, also nur die Richtung der Geschwindigkeit ändert, aber nicht ihren Betrag.

▪▪ Antwort 6.24

Nein, dann wird kein Strom induziert, da sich durch die Rotation der Schleifen das Magnetfeld, das die Schleife durchsetzt, nicht ändert. Dies wäre aber die Voraussetzung dafür, dass eine induzierte Spannung und damit ein Strom entstehen.

Optik

Elektronisches Zusatzmaterial: Die elektronische Version dieses Kapitels enthält
Zusatzmaterial, das berechtigten Benutzern zur Verfügung steht
https://doi.org/10.1007/978-3-662-59150-5_7. Die Videos lassen sich mit Hilfe der SN More
Media App abspielen, wenn Sie die gekennzeichneten Abbildungen mit der App scannen

Die Originalversion dieses Kapitels wurde revidiert. Ein Erratum ist verfügbar unter
https://doi.org/10.1007/978-3-662-59150-5_9

© Springer-Verlag GmbH Germany 2019
U. Harten, *Übungsbuch Physik für Mediziner*, Springer-Lehrbuch,
https://doi.org/10.1007/978-3-662-59150-5_7

7.1 Elektromagnetische Wellen

Die ◼ Abb. 7.1 zeigt den technisch interessanten Wellenlängen- und Frequenzbereich elektromagnetischer Strahlung. Für das sichtbare Licht sollten Sie sich folgende Wellenlängen mit ihrem Farbeindruck merken:

Blau: 450 nm

Grün: 550 nm

Rot: 650 nm

Die Frequenzen werden üblicherweise nicht gefragt. Die Frequenz f bestimmt allerdings die Photonenenergie E der Lichtquanten:

$$E = h \cdot f \quad \text{mit dem Planck'schen Wirkungsquantum } h$$

Diese Energie wird typischerweise mit der Energieeinheit Elektronenvolt (eV) angegeben. Sichtbares Licht liegt im Bereich 1 eV, Röntgenstrahlung im Bereich 100.000 eV, γ-Strahlen im Bereich 10.000.000 eV = 10 MeV. Gerade für die Röntgenstrahlung ist diese Energieeinheit nützlich: ist die Beschleunigungsspannung der Röntgenröhre 100 kV, dann ist die maximale Photonenenergie gerade 100 keV. Die Energieeinheit 1 eV ist eben die kinetische Energie, die ein Elektron erhält, wenn es in einem elektrischen Feld über eine Spannung von einem Volt beschleunigt wird.

7.2 Brechung und Reflexion

Fällt ein Lichtstrahl auf eine Glasoberfläche, so wird er teilweise reflektiert (Einfallswinkel gleich Ausfallswinkel) und teilweise gebrochen, und zwar zur Oberflächennormale hin (s. ◼ Abb. 7.2). Fällt der Lichtstrahl vom Glasinneren her auf die Oberfläche, so wird der Strahl von der Oberflächennormalen weggebrochen und es kann auch zur vollständigen Reflexion (Totalreflexion, ◼ Abb. 7.3 unten) kommen. Die Brechung beruht darauf, dass das Licht im Glas eine kleinere Geschwindigkeit hat als

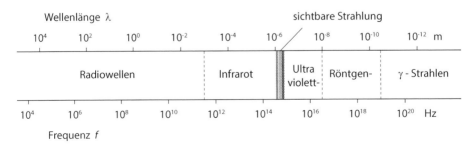

◼ **Abb. 7.1**   Spektralbereiche (Aus Harten: Physik f. Mediziner 2017)

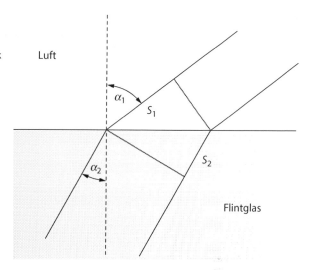

○ **Abb. 7.2** Bei der Brechung werden die Winkel zur Oberflächennormalen (gestrichelte Linie) gemessen (Aus Harten: Physik f. Mediziner 2017)

in der Luft. Das Verhältnis der Geschwindigkeiten ist die Brechzahl (Brechungsindex), die immer größer als eins ist. Die Brechung ist umso stärker, je größer die Brechzahl des Glases ist.

❓ In ○ Abb. 7.3 gibt es für Einfallswinkel größer 45° eine Totalreflektion. Wäre das schon ab einem Winkel von 40° der Fall, wäre der Brechungsindex des Glases dann größer oder kleiner?

✅ Die Brechung ist bei größerer Brechzahl stärker. Also wird auf der Luftseite ein Ausfallswinkel von 90° schon bei kleinerem Einfallswinkel erreicht. Also ist die Brechzahl hier größer.

7.3 Linsen und Abbildung

Es gibt Sammellinsen, die parallel einfallende Strahlen in den Brennpunkt fokussieren (○ Abb. 7.4 links). Den Abstand des Brennpunkts von der Linse nennt man die **Brennweite** f. Es gibt auch Zerstreuungslinsen (○ Abb. 7.4 rechts). Auch dieser kann man eine Brennweite zuordnen, die negativ genommen wird.

Eine Sammellinse kann ein reelles Bild eines Objektes auf einen Schirm werfen (○ Abb. 7.5).

❓ Welchen Abstand von der Objektivlinse hat das Bild eines Berges, den Sie fotografieren?

✅ Da Sie den Berg ja einigermaßen vollständig auf dem Bild haben wollen, ist er wohl sehr weit entfernt und damit hat das Bild ziemlich genau die Brennweite als Abstand.

Abb. 7.3   Totalreflektion im untersten Bild bei einem Einfallswinkel von etwa 45° (Aus Harten: Physik f. Mediziner 2017)

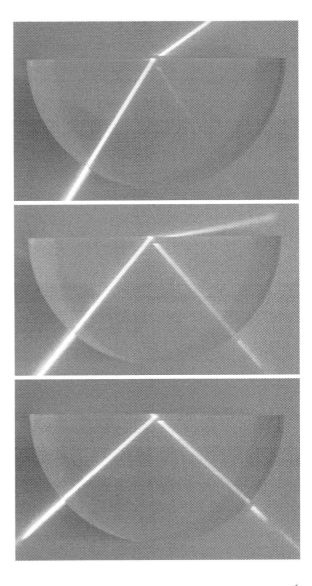

Abb. 7.4   Strahlenverläufe für Sammel- und Zerstreuungslinse

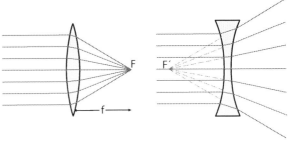

Abb. 7.5 Bildkonstruktion: Die rot gezeichneten, von links achsenparallel einlaufenden Strahlen werden rechts von der Hauptebene zu Strahlen durch den Brennpunkt. Für die blau gezeichneten Strahlen ist es gerade umgekehrt: Weil sie links durch den Brennpunkt laufen, sind sie rechts achsenparallel. Die grün gezeichneten Zentralstrahlen werden nicht abgeknickt. Man kann die Zeichnungen als Konstruktion des Bildes links vom Gegenstand rechts denken oder auch umgekehrt. Die hier zur Konstruktion des Bildpunktes verwendeten Strahlen müssen nicht tatsächlich durch die Linse gehen (Aus Harten: Physik f. Mediziner 2017)

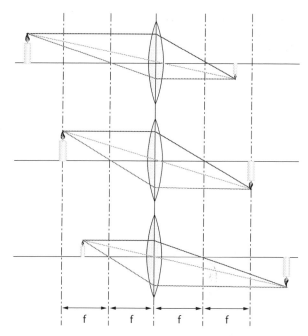

Abb. 7.6 Benennung der Abstände für die Linsengleichungen (Aus Harten: Physik f. Mediziner 2017)

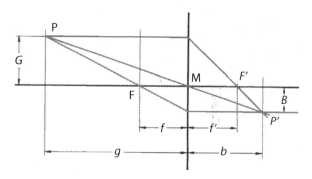

Es lohnt sich, sich diesem Strahlengang ungefähr einzuprägen. In manchen Prüfungen werden auch die **Linsengleichungen** gefordert (für die Bezeichnung der verschiedenen Strecken s. ◘ Abb. 7.6):

$$\frac{B}{G} = \frac{b}{g} = \frac{f}{g-f} \quad \text{und} \quad \frac{1}{f} = \frac{1}{b} + \frac{1}{g}$$

Gehen Sie mit einer Sammellinse sehr dicht an den Gegenstand, so ergibt sich kein reelles Bild mehr, aber ein vergrößertes virtuelles Bild, das nicht auf den Kopf steht (◘ Abb. 7.7).

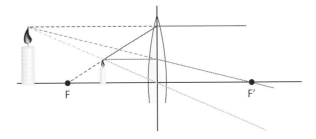

◘ Abb. 7.7 Bildkonstruktion für das virtuelle Bild bei einer Lupe nur oberes Bild

Man spricht von einer **Lupe**. Selten wird nach der Vergrößerung der Lupe gefragt. Für sie gilt die Formel (sofern man die Lupe optimal hält):

$$\Gamma = \frac{25\,\text{cm}}{f}$$

❓ Was sehen Sie, wenn der Gegenstand, den Sie durch eine Lupe betrachten, genau die Brennweite als Abstand zur Lupe hat?

✅ So gut wie nichts. Nach den Linsengleichungen sind der Abstand und die Größe des reellen Bildes unendlich. Das gilt nach der Bildkonstruktion in ◘ Abb. 7.7 auch für das virtuelle Bild.

Man kann für eine Sammellinse statt der Brennweite auch den sogenannten **Brechwert** (Brechkraft) angeben. Er ist eins durch die Brennweite in Metern und bekommt die Einheit Dioptrien (dpt), also:

$$\text{Brechwert} = \frac{1}{f\,(\text{in Meter})}$$

Diese Beziehung müssen Sie sich merken, sie wird oft abgefragt. Der Brechwert ist vor allem deshalb nützlich, da sich für dicht hintereinanderstehende Linsen die Brechwerte addieren. Daher gibt der Augenoptiker die Stärke der Brillengläser, die den Brechwert der Augenlinsen korrigieren, in Dioptrien an. Eine Brille ist auch dann notwendig, wenn die Biegsamkeit der „Gummilinse" im Auge nicht mehr ausreicht, um alle Abstände scharf zu stellen, wenn also die „Akkumulationsbreite" zu klein wird („Lesebrille").

❓ Eine kurzsichtige Frau hat eine Brille mit –2 dpt. Was für eine Linse mit welcher Brennweite hat sie in der Brille?

✅ Es ist eine Zerstreuungslinse mit 0,5 m Brennweite.

7.4 Lichtabsorption

Fällt Licht in einen absorbierenden Gegenstand hinein, so klingt die Intensität des Lichtes exponentiell mit der Eindringtiefe d ab:

$$I(d) = I_0 \cdot e^{-\frac{\ln 2 \cdot d}{d_{1/2}}}$$

Dabei ist $d_{1/2}$ die sogenannte Halbwertstiefe oder **Halbwertsdicke**, also die Tiefe, bei der sich die Intensität halbiert hat.

Die Lichtabsorption kann benutzt werden, um nach dem **Beer'schen Gesetz** die Konzentration einer absorbieren Substanz in einer Lösung zu bestimmen. Nach diesem Gesetz ist die Konzentration c proportional zur dekadischen Extinktion und umgekehrt proportional zur Halbwertsdicke:

$$c \sim \lg \frac{I}{I_0} \sim \frac{1}{d_{1/2}}$$

❓ Ein Lichtfilter hat gerade die Halbwertsdicke. Wieviel Licht kommt durch drei solche Filter hintereinander durch?

✅ Die Lichtintensität wird dreimal halbiert, das ergibt ein Achtel.

7.5 Beugung und Auflösungsvermögen

Licht, das durch ein Loch oder einen Spalt hindurch scheint, wird zum Teil seitlich abgelenkt. Dieses Phänomen nennt man Beugung. Es führt dazu, dass eine Sammellinse Lichtstrahlen nicht in einen beliebig kleinen Brennpunkt fokussieren kann. Damit ist auch das Auflösungsvermögen eines optischen Instruments begrenzt. Wie gut ein Mikroskop auflösen kann, bestimmt die Wellenlänge des Lichts und die numerische Apparatur des Objektivs. Die kleinste noch auf lösbare Distanz g ist umso kleiner, je kürzer die Wellenlänge λ und je größer die **numerische Apertur** ist:

$$g = \frac{\lambda}{\text{numerische Apertur}}$$

Da die numerische Apertur immer kleiner als eins ist, kann das Auflösungsvermögen eines Lichtmikroskops nicht besser sein als die Wellenlänge des verwendeten Lichts. Will man ein besseres Auflösungsvermögen, so kann man zu einem Elektronenmikroskop greifen, weil die Wellenlänge der Elektronen wesentlich kürzer ist als die des Lichts.

? Was wäre also die bestmögliche Apertur?

✓ Sie soll möglichst nah bei 1 sein, 0,95 ist machbar.

7.6 Fragen und Aufgaben

7.6.1 Licht und Brechung

▪▪ **Frage 7.1**
Ordnen Sie die Strahlung nach der Photonenenergie: Radiowelle, Ultraviolett, Gamma-Strahlung, Mikrowelle, Infrarot, Röntgenstrahlung.

▪▪ **Frage 7.2**
Bei etwa welcher Wellenlänge liegt der Farbton violett?

▪▪ **Frage 7.3**
Wenn farbiges Licht von Luft in Glas eintritt, ändert sich die Wellenlänge. Ändert sich deshalb auch die Farbe?

▪▪ **Frage 7.4**
Wie vergleicht sich die Lichtgeschwindigkeit in Glas mit der in Luft? Was hat das mit Brechung zu tun?

▪▪ **Frage 7.5**
Wenn Licht verschiedener Wellenlänge unterschiedliche Geschwindigkeit in Glas hat, ist dann auch die Brechung verschieden?

▪▪ **Frage 7.6**
Skizzieren Sie den Verlauf eines Lichtstrahles, der schräg durch eine Glasplatte läuft.

▪▪ **Frage 7.7**
Erscheint ein Schwimmbecken, in das Sie schräg hineinschauen, flacher oder tiefer als es tatsächlich ist? Machen Sie eine Skizze.

7.6.2 Linsen und Abbildung

▪▪ **Frage 7.8**
Welche Art von Linse kann ein reelles Bild erzeugen? Welche Art ein virtuelles?

▪▪ **Frage 7.9**
Licht fällt von links nach rechts durch eine Linse. Auf welcher Seite ist das virtuelle Bild, auf welcher das reelle Bild?

■■ **Frage 7.10**

Ihr Freund hat eine Brille, die seine Augen kleiner erscheinen lässt. Ist er kurzsichtig oder weitsichtig?

■■ **Frage 7.11**

Ist das Objektiv einer Kamera eine Sammellinse oder eine Zerstreuungslinse?

■■ **Frage 7.12**

Beeinflusst die Brennweite einer Kameralinse die Größe des Bildes?

■■ **Frage 7.13**

Kann ein virtuelles Bild fotografiert werden?

■■ **Frage 7.14**

Wie groß ist die Brechkraft einer Linse mit $f = 33$ cm in Dioptrin?

■■ **Frage 7.15**

Wenn man eine Linse in Wasser taucht, ändert das die Brennweite?

■■ **Frage 7.16**

Warum können Sie unter Wasser nicht scharf sehen? Warum wird es besser, wenn Sie eine Schwimmbrille tragen?

■■ **Frage 7.17**

Schauen Sie mal nach, wie dick ungefähr Ihr Smartphone ist. Was bedeutet das für die Brennweite der Kamera im Smartphone. Wie groß wird etwa die Brennweite (der Brechwert) des Objektivs sein?

■■ **Frage 7.18**

Wie weit müssen Sie einen Gegenstand von einer Sammellinse entfernt halten, damit das Bild genau so groß wird wie der Gegenstand?

■■ **Frage 7.19**

Das Bild einer Fliege steht auf dem Kopf und ist doppelt so groß wie das Original. Die abbildende Linse hat eine Brennweite von 5,5 cm. Wie weit ist die Fliege von der Linse weg?

■■ **Frage 7.20**

Wenn die Fliege der vorherigen Aufgabe weiter von der Linse wegkrabbelt, wird das Bild dann größer oder kleiner.

■■ **Frage 7.21**

Die Brechkraft der gekrümmten Hornhaut des Auges beträgt etwa 40 dpt. Welcher Brennweite entspricht das? Wie verhält sich die Brennweite zum Augendurchmesser?

■■ Frage 7.22

Warum halten ältere Leute, die keine Lesebrille benutzen, ein Buch beim Lesen weiter weg als junge Leute?

7.6.3 Absorption

■■ Frage 7.23

Eine Küvette mit einer Lösung einer Substanz lässt 50 % des Lichts durch. Wir erhöhen die Konzentration so weit, dass nur noch 12,5 % durchgelassen wird. Um welchen Faktor haben wir die Konzentration erhöht?

7.6.4 Auflösungsvermögen

7

■■ Frage 7.24

Ein DVD-Spieler tastet die DVD, die mehr Daten speichert als die Audio-CD, mit einer kürzeren Wellenlänge ab als ein CD-Player die CD. Ein DVD-Player kann eine CD abspielen aber nicht umgekehrt. Warum?

■■ Frage 7.25

Ein Mikroskop erreicht bei Beleuchtung des Objekts mit rotem Licht (600 nm) eine Auflösung von 1,8 μm. Welche Auflösung erreichen wir, wenn wir die numerische Apertur verdoppeln und blaues Licht (400 nm) nehmen?

7.7 Antworten und Lösungen

7.7.1 Licht und Brechung

■■ Antwort 7.1

Hohe Photonenenergie bedeutet hohe Frequenz und kurze Wellenlänge der Strahlung. Die Wellenlänge von Radiowellen kann im Kilometerbereich liegen. Bei Mikrowellen geht es um Zentimeter. Daher kommt die Mikrowellenstrahlung nicht durch das Lochblech am Fenster eines Mikrowellenherdes, denn die Lochdurchmesser betragen ca. 2 mm. Infrarotlicht hat eine längere Wellenlänge als ultraviolettes Licht. Beide rahmen das sichtbare Licht ein. Schon ultraviolettes Licht kann organisches Gewebe schädigen. Daher wird vor zu ausgiebigen Sonnenbaden gewarnt. Die Photonenenergie kann hier schon chemische Bindungen aufbrechen. Erst recht kann dies natürlich die noch kürzerwellige Röntgenstrahlung, der man daher nur noch sehr kurz ausgesetzt sein darf. Gamma-Strahlung, die beim radioaktiven Zerfall entsteht oder zu therapeutischen Zwecken mit Elektronenbeschleuniger erzeugt wird, ist dann noch zerstörerischer. Daher kann sie lokal zur Tumortherapie eingesetzt werden.

■■ Antwort 7.2

Die Mitte des sichtbaren Spektrums liegt im grünen bei ca. 550 nm. Violett liegt jenseits des blauen bei kürzeren Wellenlängen von etwa 400–430 nm.

▪▪ Antwort 7.3

Wenn eine Welle von einem Medium in ein anderes tritt, bleibt die Frequenz immer gleich. Die Farbwahrnehmung in der Netzhaut hat etwas mit der Photonenenergie, also mit der Frequenz zu tun. Der Farbeindruck ist daher unabhängig von der Ausbreitungsgeschwindigkeit und dem Medium. Tatsächlich grenzt die Netzhaut direkt an Wasser, in dem die Wellenlängen aller Farben kürzer sind als in Luft.

▪▪ Antwort 7.4

Die Lichtgeschwindigkeit im Glas ist kleiner als in Luft. Dies drückt sich darin aus, dass die Brechzahl von Glas größer als eins ist. Die Brechzahl ist das Verhältnis der Lichtgeschwindigkeit in Luft durch die Lichtgeschwindigkeit im Glas. Sie beträgt typischerweise 1,5. Warum diese Änderung der Lichtgeschwindigkeit zur Brechung führt, erkläre ich in dem Video zu dieser Aufgabe (◘ Abb. 7.8).

▪▪ Antwort 7.5

Ja, tatsächlich führt die Wellenlängenabhängigkeit der Lichtgeschwindigkeit in Glas zu unterschiedlichen Brechungsindizes bei unterschiedlichen Wellenlängen. Man nennt diesen Effekt Dispersion und nutzt ihn aus, wenn man mit einem Prisma Licht in seine Farben zerlegt.

▪▪ Antwort 7.6

◘ Abb. 7.9 zeigt den Strahlengang. Beim Eintritt in das Glas wird der Strahl zur Oberflächennormalen hin gebrochen und beim Austritt in gleicher Weise wieder weggebrochen. Dadurch tritt der Strahl parallel zum einfallenden Strahl wieder aus.

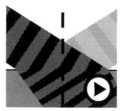

◘ **Abb. 7.8**   Zu Antwort 7.4 Video

◘ **Abb. 7.9**   Zur Antwort 7.6 (Aus Harten: Physik f. Mediziner 2017)

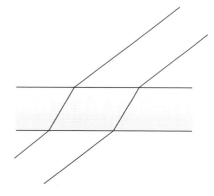

▪▪ Antwort 7.7

◖ Abb. 7.10 zeigt die Lösung. Wenn der Schwimmbeckenboden dort ist, wo im Bild das Sternchen zu sehen ist, dann erscheint er den Betrachter dort zu liegen, wo das Kreuz ist, also deutlich weiter oben.

7.7.2 Linsen und Abbildung

▪▪ Antwort 7.8

Nur die Sammellinse kann Strahlen fokussieren und das bedeutet, dass nur diese ein reelles Bild erzeugen kann, gemäß dem Strahlengang in ◖ Abb. 7.5. Hält man aber das Objekt dichter an eine Sammellinse als die Brennweite, so erzeugt auch die Sammellinse nur ein virtuelles Bild, wie in ◖ Abb. 7.7 dargestellt. Die Zerstreuung slinse kann nur virtuelle Bilder erzeugen. Den Strahlengang dazu zeigen ◖ Abb. 7.11 (Antwortvideo ◖ Abb. 7.12).

7

◖ **Abb. 7.10**   Zu Antwort 7.7 (Aus Harten: Physik f. Mediziner 2017)

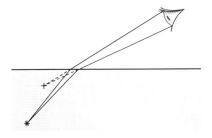

◖ **Abb. 7.11**   Zu Antwort 7.8 (Aus Harten: Physik f. Mediziner 2017)

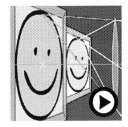

◖ **Abb. 7.12**   Zu Antwort 7.8 Video

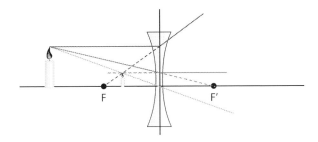

■■ Antwort 7.9

Das reelle Bild befindet sich dann auf der rechten Seite, also auf der anderen Seite als das Objekt, das abgebildet wird. Am Ort des reellen Bildes ist in der Kamera der Bildsensor. Das virtuelle Bild sieht man, wenn man von rechts nach links durch die Linse auf das Objekt schaut. Das virtuelle Bild erscheint einem dann auf der abgewandten Seite der Linse, also bei uns auf der linken Seite, zu liegen.

■■ Antwort 7.10

Wenn das virtuelle Bild des Auges kleiner ist, wird es von einer Zerstreuungslinse erzeugt. Mit ihr wird eine etwas zu starke Krümmung der Hornhaut kompensiert. Die zu starke Krümmung führt zu einer zu kurzen Brennweite im Auge. Das Bild eines weit entfernten Gegenstandes liegt dann vor der Netzhaut. Daher ist Ihr Freund kurzsichtig. Fast alle jüngeren Brillenträger sind kurzsichtig.

■■ Antwort 7.11

Da wir auf dem Bildsensor ein reelles Bild haben müssen, muss die Linse eine Sammellinse sein.

■■ Antwort 7.12

Bei gleichem Abstand des Gegenstandes ist das reelle Bild umso größer, je größer die Brennweite ist (siehe Linsengleichung). Daher sind Teleobjektive, mit denen man entfernte Objekte darstellen kann, recht lang, denn sie sind ungefähr so lang wie die Brennweite.

■■ Antwort 7.13

Ja, das virtuelle Bild kann fotografiert werden. Das Auge hat ja etwa den gleichen Aufbau wie eine Kamera. Wenn man das virtuelle Bild mit dem Auge sehen kann, so kann man es also auch mit der Kamera „sehen".

■■ Antwort 7.14

Für die Berechnung der Dioptrien muss man eins durch die Brennweite in Metern nehmen. Das ist hier also eins durch 0,33, also in etwa drei.

■■ Antwort 7.15

Ja, denn die Brennweite der Linse hängt davon ab, wie stark das Licht vom Glas der Linse gebrochen wird. Ist also der Unterschied in der Brechzahl zwischen dem Glas und der Umgebung kleiner, wie es der Fall ist, wenn wir die Linse ins Wasser tauchen, so wird das Licht nicht so stark gebrochen. Dadurch wird die Brennweite größer.

■■ Antwort 7.16

Auch wenn die Hornhaut des Auges in Wasser getaucht wird, vergrößert sich ihre Brennweite. Sie vergrößert sich so stark, dass das Bild immer hinter der Netzhaut liegt und daher immer unscharf ist. Das kann man mit einer Schwimmbrille vermeiden, wenn sie planparallele Gläser hat und der Zwischenraum zwischen diesen Gläsern und Ihren Augen mit Luft gefüllt ist. Dann schauen Sie wie in ein Aquarium hinein (s. Video ◘ Abb. 7.13).

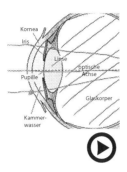

■ **Abb. 7.13**   Zu Antwort 7.16 Video

■■ **Antwort 7.17**

Mein Smartphone ist schon etwas älter und hat eine Dicke von etwa 9 mm. Manchmal ragt die Kamera hinten auch etwas heraus, da eine etwas längere Brennweite günstiger ist. Wenn die Kamera 9 mm dick ist, beträgt der Abstand der Linsenoberfläche zum Bildsensor vielleicht 6 mm. Das ist dann auch etwa die Brennweite des Objektivs. Das Objektiv einer Smartphone-Kamera besteht tatsächlich aus 5–6 Linsen, die den gesamten Raum zwischen Kameraoberfläche und Bildsensor einnehmen. Die Brechkraft des Objektivs beträgt gewaltige 167 Dioptrien.

■■ **Antwort 7.18**

Das zeigt das mittlere Bild in ■ Abb. 7.5. Der Abstand vom Gegenstand zum Objektiv muss genauso groß sein wie der Abstand des Bildes zum Objektiv. Das ist bei einem Abstand von zweimal der Brennweite der Fall.

■■ **Antwort 7.19**

Diese Frage beantwortet sich mit folgender Linsengleichung:

$$\frac{B}{G} = \frac{f}{g-f}$$

Wir haben auf der linken Seite 2 einzusetzen und auf der rechten Seite f = 5,5 cm. Ein bisschen rechnen oder scharf hingucken liefert $g = 3f/2 = 7,75$ cm.

■■ **Antwort 7.20**

Die Formel in der vorherigen Lösung sagt uns das, was wir auch anschaulich erwarten würden: das Bild wird kleiner.

■■ **Antwort 7.21**

Die Brennweite ist: $f = \dfrac{1}{40}$ m $= 2,5$ cm . Das muss in etwa der Abstand der Hornhaut von der Netzhaut sein, damit ein entferntes Objekt scharf abgebildet wird. Der Augendurchmesser ist also etwas größer.

▪▪ Antwort 7.22

Anders als eine Kamera, bei der durch Variation des Abstands des Objektivs vom Bild-sensor scharf gestellt wird, hat das Auge dafür eine flexible Linse hinter der Hornhaut, bei der durch Muskelkraft die Brennweite etwas variiert werden kann. Im Alter versteift diese Linse in einer Stellung mit längerer Brennweite. Dann kann man noch scharf in die Ferne blicken. Für das Betrachten näherer Objekte wird dann eine Sammellinse gebraucht, um die Brennweite zu verkürzen. Das bedeutet eine Erhöhung des Brech-werts. Daher muss die Dioptrie der Brillenlinse positiv sein.

7.7.3 Absorption

▪▪ Antwort 7.23

Die Dicke der Küvette mit der Ausgangslösung entspricht gerade einer Halbwertsdicke für die Absorption. Bei der Lösung mit der höheren Konzentration sind es aber schon drei Halbwertdicken, denn die Lichtintensität fällt auf ein Achtel. Daher ist die Konzen-tration dreimal so hoch wie bei der Ausgangslösung (Beer´sches Gesetz).

7.7.4 Auflösungsvermögen

▪▪ Antwort 7.24

Die Sammellinse vor dem Auslese-Laser kann das Licht nur auf einen Punkt fokussie-ren, dessen Durchmesser etwa der Wellenlänge entspricht. Strukturen, die kleiner sind, können nicht mehr ausgelesen werden. Eine DVD ist genauso groß wie eine CD. Da sie aber gut fünfmal so viele Daten speichern kann, sind die Strukturen auf der DVD we-sentlich kleiner. Die Ausleseoptik eines DVD-Players hat also keine Probleme, auch die gröberen Strukturen auf einer CD aufzulösen. Ein CD-Player kann aber die feinen Strukturen auf der DVD nicht auflösen, da die Wellenlänge seines Auslese-Lasers dafür zu lang ist.

▪▪ Antwort 7.25

Für die auflösbare Distanz gilt:

$$g = \frac{\lambda}{\text{numerische Apertur}}$$

Eine Verdoppelung der Apertur halbiert also die auflösbare Distanz. Wenn wir außer-dem noch die Wellenlänge von 600 nm auf 400 nm verkürzen, reduziert sich die auflös-bare Distanz nochmals um einen Faktor zwei Drittel. Die Distanz beträgt dann 0,6 μm.

Atome und ionisierende Strahlung

Elektronisches Zusatzmaterial: Die elektronische Version dieses Kapitels enthält
Zusatzmaterial, das berechtigten Benutzern zur Verfügung steht
https://doi.org/10.1007/978-3-662-59150-5_8. Die Videos lassen sich mit Hilfe der SN More
Media App abspielen, wenn Sie die gekennzeichneten Abbildungen mit der App scannen

© Springer-Verlag GmbH Germany 2019
U. Harten, *Übungsbuch Physik für Mediziner*, Springer-Lehrbuch,
https://doi.org/10.1007/978-3-662-59150-5_8

8.1 **Ionisierende Strahlung**

Strahlung, die in der Lage ist, aus Atomen Elektronen herauszuschlagen, sie also zu ionisieren, nennt man ionisierende Strahlung. Dazu müssen die Teilchen in der Strahlung (das sind im Wesentlichen Elektronen, α-Teilchen und Photonen) eine Energie von mehr als 5 eV haben. Dies ist bei allen Teilchen der Fall, die aus radioaktiven Zerfällen entstehen. Außerdem liefern Röntgenröhren elektromagnetische Wellen, deren Photonen deutlich mehr Energie haben.

In einer Röntgenröhre werden Elektronen mit einer hohen Spannung (ca. 20 kV bis 120 kV) auf eine Anode beschleunigt, die typischerweise aus Wolfram besteht, da sie durch den Beschuss sehr heiß wird (◘ Abb. 8.1).

Ein kleiner Teil der Energie der Elektronen wird in elektromagnetische Strahlung verwandelt, die sogenannte Bremsstrahlung. Das Spektrum sieht dann wie in ◘ Abb. 8.2 dargestellt aus.

Die maximale Energie der Photonen in Elektronenvolt entspricht gerade der angelegten Spannung, beträgt also typischerweise 20 keV bis 120 keV (◘ Abb. 8.2). Die

8

◘ **Abb. 8.1**   Aufbau einer Röntgenröhre (Aus Harten: Physik f. Mediziner 2017)

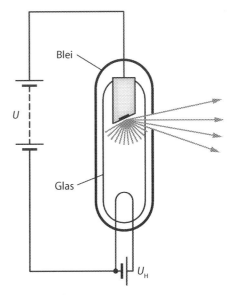

◘ **Abb. 8.2**   Spektrum der Röntgenstrahlung einer Röhre, die mit ca. 120 kV betrieben wird (Aus Harten: Physik f. Mediziner 2017)

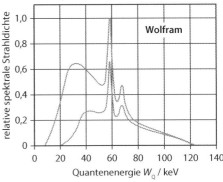

scharfen Spitzen in dem Spektrum nennt man charakteristische Strahlung. Sie sind charakteristisch für Wolfram in diesem Fall.

8.2 Dosis

Die schädliche Wirkung der Strahlung besteht darin, dass sie Atome und Moleküle ionisiert und damit freie Radikale schafft, die die Chemie in der Zelle durcheinanderbringen. Ein Maß für diese schädliche Wirkung ist die Energie E, die von der Strahlung in den Körper mit Masse m eingebracht wird. Man spricht von der Energiedosis oder einfach der Dosis D:

$$D = \frac{E}{m}$$

Die Einheit ist Joule pro Kilogramm und wird mit **Gray** bezeichnet:

$$1\,\text{Gray} = 1\,\text{Gy} = 1\,\frac{\text{J}}{\text{kg}}$$

❓ Sie sind so lange in der Sauna, dass sich Ihre Körpertemperatur um ein Grad erhöht. Sie bestehen im Wesentlichen aus Wasser mit einer spezifischen Wärmekapazität von 4,18 $\frac{\text{kJ}}{\text{kg} \cdot \text{K}}$ und haben eine Masse von 60 kg. Auch wenn man den Begriff in diesem Zusammenhang nicht benutzt, welche Dosis haben Sie abbekommen?

✅ Für die Antwort brauchen wir Ihre Masse gar nicht. Die Dosis sind 4180 Joule pro Kilogramm, also 4180 Gy. Wenn diese Dosis von ionisierender Strahlung käme, wären Sie augenblicklich tot. Dafür reichen schon 4 Gy.

Verschiedene Strahlungsarten sind allerdings bei gleichem Energieeintrag unterschiedlich zerstörerisch. Dies berücksichtigt man mit einem Strahlungswichtungsfaktor q und definiert die Äquivalentdosis:

$$D_q = q \cdot D$$

Für Röntgen- und Gammastrahlung ist q gleich 1, Dosis und Äquivalentdosis sind also gleich. Bei α-Strahlung ist q hingegen 20. Die Äquivalentdosis bekommt einen neuen Namen für die Einheit, das **Sievert**:

$$1\,\text{Sievert} = 1\,\text{Sv}$$

In Prüfungen wird öfters gefordert, die Dosis im Gray zu berechnen, wenn die Energie der Teilchen in der Strahlung in Elektronenvolt (oft sind es Megaelektronenvolt MeV) angegeben wird. Dazu müssen Sie wissen und im Kopf haben, wie man Elektronenvolt in Joule umrechnet. Das geht mit der Elementarladung e_0 (deren Wert in solchen Aufgaben üblicherweise angegeben wird):

$$1\,\mathrm{eV} = 1{,}6 \cdot 10^{-19}\,\mathrm{As} \cdot 1\,\mathrm{V} = 1{,}6 \cdot 10^{-19}\,\mathrm{VAs} = \underbrace{1{,}6 \cdot 10^{-19}}_{\textit{Zahlenwert } e_0}\,\mathrm{J}$$

? Wieviel Energie in Joule haben also die energiereichsten Photonen, die im Röntgen-spektrum der ◘ Abb. 8.2 auftreten?

✓ Die energiereichsten Photonen haben die Energie 120.000 eV. Diesen Wert müssen wir mit der Elementarladung multiplizieren und bekommen: $1{,}9 \cdot 10^{-10}$ J.

Will man die Bestrahlung vermeiden, so geht man entweder weg (wie die Röntgen-schwester), oder man hängt sich eine Bleischürze um (wie es der Patient für die Körper-teile, die nicht geröntgt werden sollen, tut). Für das Weggehen gilt das **quadratische Abstandsgesetz**, das öfters abgefragt wird:

$$I \sim \frac{1}{r^2}$$

Gehe ich doppelt so weit weg, vermindert sich die Intensität also um einen Faktor 4.

Für die Bleischürze gilt hingegen, dass die Intensität exponentiell mit der Dicke d des Bleis abnimmt:

$$I(d) = I_0 \cdot \mathrm{e}^{-k \cdot d}$$

Dabei ist k die Absorptionskonstante (Extensionskonstante), die speziell bei Röntgen-strahlen Schwächungskoeffizient genannt wird. Röntgenstrahlen werden von einer Substanz umso besser abgeschirmt, je höher die Ordnungszahl der Atome ist. Tat-sächlich ist Blei das Element mit der höchsten Ordnungszahl, das noch nicht radio-aktiv ist, daher die Bleischürze. Statt des Schwächungskoeffizienten kann auch eine **Halbwertsdicke** angegeben werden, also die Dicke, für die sich die Intensität halbiert. Es gibt gelegentlich Aufgaben, bei denen mit der Halbwertsdicke gerechnet werden muss.

8.3 Radioaktivität

Ein bestimmtes chemisches Element ist charakterisiert durch seine **Ordnungszahl** (Kernladungszahl). Das ist die Anzahl der Protonen im Kern und der Elektronen in der Hülle des Atoms. Die Elektronen haben eine vernachlässigbar kleine Masse, so-dass praktisch die gesamte Masse des Atoms in seinem Kern steckt. Bestünde der Kern nur aus Protonen, so wäre die sogenannte Massenzahl genauso groß wie die Ord-nungszahl. Tatsächlich sind im Kern aber immer auch noch Neutronen, die ziemlich genau die gleiche Masse haben wie die Protonen. Daher ist die **Massenzahl** immer größer als die Ordnungszahl (meist mehr als doppelt so groß). Üblicherweise wird ein Element mit den Buchstaben seiner Benennung aufgeschrieben, an die vorne oben die Massenzahl und vorne unten die Ordnungszahl geschrieben wird. Also zum Beispiel für Blei:

$$\overbrace{}^{Massenzahl}$$
$$\underbrace{}_{Ordungszahl}$$

$\dfrac{\overset{Massenzahl}{208}}{\underset{Ordungszahl}{82}}\,\text{Pb}$

Tatsächlich gibt es aber Blei mit verschiedenen vielen Neutronen im Kern, also mit verschiedenen Massenzahlen. Diese unterschiedlichen Arten von Blei nennt man **Isotope**, also die Blei-Isotope:

Stabil : $^{204}_{82}\text{Pb}$, $^{206}_{82}\text{PB}$, $^{207}_{82}\text{Pb}$, $^{208}_{82}\text{Pb}$ instabil $\bigl(\text{radioaktiv}\bigr)$: $^{209}_{82}\text{Pb}$, $^{210}_{82}\text{Pb}$, $^{211}_{82}\text{Pb}$, $^{212}_{82}\text{Pb}$, $^{214}_{82}\text{Pb}$

Einige der Isotope sind stabil, andere Isotope sind radioaktiv. Das bedeutet, dass der Kern der anderen Isotope nicht stabil ist, sondern gerne Teilchen abgibt. Das können Elektronen sein, Positronen (positive Elektronen) oder Helium-Atomkerne (zwei Proton, zwei Neutronen). Außerdem werden dann meistens auch noch hochenergetische Photonen, sogenannte γ-Strahlen (Gammastrahlen), ausgesendet. Die Teilchenstrahlen heißen β^--Strahlen (beta minus), β^+-Strahlen (beta plus) und α-Strahlen (alpha) (siehe ◘ Tab. 8.1).

Gibt der Kern eines Atoms geladene Teilchen ab, so ändert er vor allem seine Ordnungszahl Z (und außerdem noch die Massenzahl A und die Neutronenzahl N). Es entsteht also ein neues Isotop eines anderen Elements. Die ◘ Abb. 8.3 zeigt die Verschiebung in der sogenannten Nuklid-Tafel.

◘ **Tab. 8.1**   Radioaktive Zerfallsarten

Zerfallsart	emittiert wird	ΔZ	ΔN	ΔA
α	^4_2He	−2	−2	−4
ß⁻	Elektron	+1	−1	0
ß⁺	Positron	−1	+1	0
γ	Quant (Photon)	0	0	0

◘ **Abb. 8.3**   Änderungen im Kern bei den wichtigsten Zerfällen (Aus Harten: Physik f. Mediziner 2017)

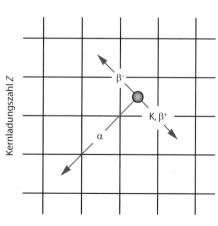

Das Blei-Isotop $^{210}_{82}\text{Pb}$ zum Beispiel kann sowohl ß⁻-Stahlen als auch α-Strahlen aussenden. Die entsprechenden Zerfallsreaktionen lauten:

$$\alpha - \text{Zerfall}: \quad ^{210}_{82}\text{Pb} \rightarrow ^{206}_{80}\text{Hg} + ^4_2\text{He}$$

$$\text{ß} - \text{Zerfall}: \quad ^{210}_{82}\text{Pb} \rightarrow ^{210}_{83}\text{Bi} + \text{e}^-$$

Bei diesen Reaktionen wird auch noch Energie frei, die in Form eines Photons (γ-Quants) ausgesendet wird.

❓ In der Positronen-Emissions-Tomographie wird oft Fluor $^{18}_9\text{F}$ eingesetzt. In was zerfällt dieses Isotop?

✅ Es werden β^+ – Teilchen (Positronen) emittiert. Die Kernladungszahl sinkt also um eins und wir landen bei Sauerstoff. Die Massenzahl bleibt gleich, wir bekommen $^{18}_8\text{O}$, ein seltenes, aber stabiles Isotop.

8

Alphastrahlen, also Helium-Atomkerne dringen nicht sehr tief in Materie ein. Man kann sie schon mit einem Blatt Papier abschirmen. Dafür richten sie aber im Gewebe besonders hohen Schaden an. Der Strahlungswichtungsfaktor für die Äquivalenzdosis ist für Alphastrahlen 20. Am tiefsten dringen Photonen (Gammastrahlen) in Materie ein. Darauf beruht der Nutzen der Röntgenstrahlen, die aber eben daher nicht mit einem Blatt Papier abgeschirmt werden können, sondern am besten mit schwerem Blei.

8.4 Zerfallsgesetz

Ein ganz wichtiges Thema in den Prüfungen ist das Zerfallsgesetz für radioaktive Stoffe. Hier kommt wieder die Exponentialfunktion zum Tragen. Radioaktive Atome zerfallen spontan. Das heißt, man kann nicht vorhersagen, wann ein bestimmtes Atom zerfällt. Man kann aber eine Wahrscheinlichkeit angeben, mit der das Atom in einem gewissen Zeitraum zerfallen wird. Es hängt natürlich von der Anzahl N der radioaktiven Atome ab, wie viele Atome pro Sekunde zerfallen. Man spricht von der Aktivität einer Probe:

$$A = \frac{\Delta N}{\Delta t} \left(\text{Einheit } 1\,\text{Bq} = 1\,\text{Bequerel} = \frac{1}{s} \right)$$

Die Einheit der Aktivität nennt man **Becquerel**. Sie entspricht also einer Zerfallsfrequenz in eins durch Sekunde. Für die Prüfung müssen Sie diese Einheit gut kennen. Da die radioaktiven Atome zerfallen, nimmt mit der Zeit ihre Anzahl N ab, und zwar entsprechend einer Exponentialfunktion:

$$N(t) = N_0 \cdot e^{-\frac{t}{\tau}}$$

Dies nennt man das Zerfallsgesetz. τ nennt man die Lebensdauer der Atome, $1/\tau = \lambda$ die Zerfallskonstante. Die Aktivität zu einem bestimmten Zeitpunkt t ergibt sich zu:

◻ Abb. 8.4 Zeitkonstante und Halbwertszeit beim Radon (in Tagen) (Aus Harten: Physik f. Mediziner 2017)

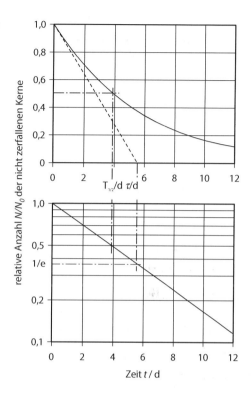

$$A(t) = \lambda \cdot N(t) = \frac{N(t)}{\tau}$$

Meistens spricht man aber nicht von der Lebensdauer, sondern von der Halbwertszeit, also der Zeit, in der sich die Anzahl der radioaktiven Atome halbiert. Diese Zeit ist ungefähr einen Faktor $\ln(2) \approx 0{,}7$ kürzer als die Lebensdauer (◻ Abb. 8.4).

Wichtig beim exponentiellen Zerfall ist auch, dass diese Halbwertszeit, in der sich die Zahl der Atome halbiert, unabhängig ist von der aktuellen Zahl der Atome (◻ Abb. 8.5).

❓ Um welchen Faktor ändert sich die Aktivität einer Probe nach einer Halbwertszeit?

✅ Nach der Halbwertszeit sind nur noch halb so viele radioaktive Atome da, also zerfallen auch nur noch halb so viele. Die Aktivität halbiert sich.

8.5 **Fragen und Aufgaben**

8.5.1 **Strahlung**

▪▪ Frage 8.1

Mit welcher Geschwindigkeit breiten sich γ-Strahlen aus?

8

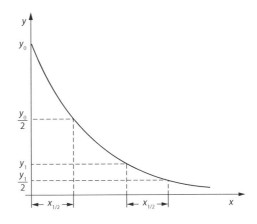

◘ Abb. 8.5 Bei der e-Funktion halbiert sich der Funktionswert nach der Halbwertszeit, egal, bei welchem Funktionswert wir grade sind (Aus Harten: Physik f. Mediziner 2017)

■■ **Frage 8.2**

Was passiert im Atomkern, wenn beim β-Zerfall ein Elektron ausgesendet wird?

■■ **Frage 8.3**

Warum werden α-Teilchen und β-Teilchen (Elektronen) im Magnetfeld unterschiedlich abgelenkt? Es gibt zwei Gründe.

■■ **Frage 8.4**

Warum dringen α-Teilchen nicht so tief in Materie ein wie β-Teilchen?

8.5.2 Dosis

■■ **Frage 8.5**

α-Strahler sind relativ ungefährlich außerhalb des Körpers, aber sehr gefährlich im Körper. Warum?

■■ **Frage 8.6**

Wieviel Gray γ-Strahlung verursacht den gleichen Schaden wie 30 Gray α-Strahlung?

■■ **Frage 8.7**

Ein Arzt plant eine Strahlentherapie und hat festgestellt, dass ein 100-g-Tumor mit 0,2 J Energie aus γ-Strahlung bestrahlt werden soll. Welche Dosis und Äquivalenzdosis muss die Strahlung liefern?

■■ **Frage 8.8**

Die Intensität einer Röntgenstrahlung (100 keV) 30 cm vor der Röntgenröhre sei I_0. Wir positionieren in dieser Entfernung ein Bleiblech mit einer Dicke von 0,6 mm. Wie weit müssten wir von der Röntgenröhre weggehen, um die gleiche Abschwächung der Röntgenstrahlen zu erreichen wie mit diesem Blech (Halbwertdicke von Blei: 0,012 cm)?

8.5.3 Isotope

■■ **Frage 8.9**

Was ist der Unterschied zwischen einem Isotop und einem Ion?

■■ **Frage 8.10**

Schreiben sie das Symbol für ein Atom mit 38 Protonen und 50 Neutronen im Kern.

■■ **Frage 8.11**

Wie viele Neutronen sind in $^{35}_{17}Cl$?

8.5.4 Radioaktiver Zerfall

■■ **Frage 8.12**

Wenn ein Thorium-Atom mit Ordnungszahl 90 beim Zerfall ein α-Teilchen aussendet, ein Atom mit welcher Ordnungszahl entsteht? Was entsteht, wenn das Thorium ein β^--Teilchen (Elektron) aussendet? Wie ändert sich jeweils die Massenzahl?

■■ **Frage 8.13**

Wenn die Halbwertszeit eines Isotops ein Jahr beträgt, welcher Anteil ist am Ende des vierten Jahres übrig?

■■ **Frage 8.14**

Ein Zähler registriert zu einem Zeitpunkt 5120 Zerfälle pro Minute. Acht Stunden später sind es nur noch 20 Zerfälle pro Minute. Wie lang ist die Halbwertszeit?

■■ **Frage 8.15**

Die Aktivität einer Probe, die radioaktives Silber $^{108}_{47}Ag$ enthält, ist $6,4 \cdot 10^4$ Bq. Zwölf Minuten später ist die Aktivität nur noch $2,0 \cdot 10^3$ Bq. Berechnen Sie die Halbwertszeit. Das Silberisotop ist ein ß$^-$-Strahler. In ein Element welcher Ordnungszahl zerfällt es also?

■■ **Frage 8.16**

Eine Probe enthält $^{214}_{83}Bi$, welches eine Halbwertszeit von 20 min hat. Wenn die Aktivität am Anfang 1000 Bq ist, wie groß ist sie dann nach einer Stunde? Dieses Bismut-Isotop kann unter Aussendung von α-Stahlen zerfallen. In ein Element mit welcher Massenzahl und Ordnungszahl zerfällt es?

■■ **Frage 8.17**

Die Aktivität einer Probe aus Silber $^{108}_{47}Ag$ beträgt 10.000 Bq. Die Probe enthält $2,05 \cdot 10^6$ Atome. Welchen Wert haben die Zerfallskonstante und die mittlere Lebensdauer des Isotops? Welchen Wert hat in etwa die Halbwertszeit?

■■ **Frage 8.18**

Nehmen wir an, Sie machen einen Lebensdauertest für Smartphones. Erwarten Sie für deren „Zerfall" die gleichen Gesetze wie für radioaktive Elemente?

■■ **Frage 8.19**

Wir wollen mal ein bisschen Spaß haben. Was würde passieren, wenn die starke Kernkraft, die die Protonen und Neutronen zusammenhält, plötzlich verschwände?

8.6 Antworten und Lösungen

8.6.1 Strahlung

■■ **Antwort 8.1**

γ-Strahlen sind wie Licht eine elektromagnetische Welle, daher breiten sie sich auch wie Licht mit der Lichtgeschwindigkeit aus. α- und β-Strahlen hingegen sind Strahlen aus Materieteilchen. Deren Geschwindigkeit bleibt immer unter der Lichtgeschwindigkeit.

■■ **Antwort 8.2**

Im Kern zerfällt ein Neutron in ein Proton und ein Elektron. Das Elektron fliegt als β-Strahlung davon, dass Proton bleibt im Kern und erhöht die Kernladung um 1. Es entsteht also ein neues Element.

■■ **Antwort 8.3**

α-Teilchen bestehen aus zwei Protonen und zwei Neutronen, sind also positiv geladenen und haben, verglichen mit einem Elektron, eine sehr große Masse (ca. 2000-mal größer). Da Elektronen negativ geladen sind, werden Sie also in die von den α-Teilchen entgegengesetzte Richtung abgelenkt, und wegen ihrer viel kleineren Masse werden sie viel stärker abgelenkt.

■■ **Antwort 8.4**

α-Teilchen verlieren beim Durchlaufen von Materie wesentlich schneller ihre Energie, da sie viel schwerer sind, langsamer laufen und stärke ionisieren. Dadurch kommen sie nicht so weit wie die viel leichteren Elektronen. Dies drückt sich auch in dem Strahlungswichtungsfaktor für die Äquivalenzdosis aus, der für α-Strahlung 20 beträgt, für Elektronen hingegen nur 1.

8.6.2 Dosis

■■ **Antwort 8.5**

Wegen der geringen Reichweite von α-Teilchen in Materie lässt sich α-Strahlung sehr leicht abschirmen. Befindet sich der α-Strahler aber im Körper, so ist er eben nicht abgeschirmt und ionisiert das Gewebe in seiner unmittelbaren Nachbarschaft sehr stark.

■■ **Antwort 8.6**

Die Antwort gibt der Strahlungswichtungsfaktor, der für γ-Strahlung 1 und für α-Strahlung 20 beträgt. Dies bedeutet, dass die γ-Strahlung ungefähr 20-mal so stark sein muss, um den gleichen Schaden anzurichten wie α-Strahlung. Die Dosis unserer γ-Strahlung müsste also etwa 600 Gray betragen.

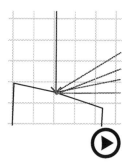

● **Abb. 8.6**   Zu Antwort 8.8 Video

■■ **Antwort 8.7**

0,2 J auf 100 g entspricht einer Dosis von 2 Gray. Da der Strahlungswichtungsfaktor für
γ- Strahlung 1 ist, entspricht das einer Äquivalenzdosis von 1 Sv (Sievert).

■■ **Antwort 8.8**

Eine Blechdicke von 0,6 mm entspricht fünf Halbwertsdicken. Die ursprüngliche Intensität I_0 wird also um den Faktor $0,5^5 = 0,0313$ reduziert. Wollen wir die gleiche Abschwächung durch Weggehen von 0,3 m auf die Entfernung x von der Röntgenröhre erreichen, so müssen wir wegen des quadratischen Abstandsgesetzes rechnen (s. Video
● Abb. 8.6):

$$0,0313 = \frac{1/x^2}{1/0,3\,\mathrm{m}^2}$$

Das liefert: $x = \sqrt{\dfrac{(0,3\,\mathrm{m})^2}{0,0313}} = 1,7\,\mathrm{m}$.

8.6.3 **Isotope**

■■ **Antwort 8.9**

Ein Atom eines bestimmten Elements im Periodensystem hat eine bestimmte Anzahl
von Protonen. Diese Anzahl der Protonen, auch Ordnungszahl genannt, bestimmt das
Element. Außer beim Wasserstoff befinden sich im Kern eines Atoms auch immer Neutronen. Deren Anzahl ist durch die Protonenzahl nicht genau festgelegt. Atome eines
Elements mit verschiedenen Neutronenzahlen heißen Isotope des Elements. Von einem
Ion spricht man, wenn das Atom eines Elements mehr oder weniger Elektronen als
Protonen hat. Ein Ion ist also immer geladen, positiv oder negativ. Freie in einem Gas
befindliche Ionen sind nicht stabil, da es Ihnen in der Regel gelingt, die Ladung schnell
auszugleichen und neutral zu werden, indem sie Elektronen einsammeln oder abgeben.
Nur in Flüssigkeiten oder Feststoffen können Ionen stabil existieren, zum Beispiel in
einer wässrigen Salzlösung.

■ ■ **Antwort 8.10**

Die Protonenzahl ist die Ordnungszahl und diese steht unten an der Elementbezeichnung. Oben an der Elementbezeichnung steht die Massenzahl, das ist die Summe aus Protonenzahl und Neutronenzahl. Zur Ordnungszahl 38 gehört das Element Strontium (Sr).Wir haben also $_{38}^{88}$Sr .

■ ■ **Antwort 8.11**

Die Neutronenzahl ist Massenzahl minus Protonenzahl, in diesem Falle also 18.

8.6.4 **Radioaktiver Zerfall**

■ ■ **Antwort 8.12**

Ein α-Teilchen ist ein Helium-Atomkern mit zwei Protonen und zwei Neutronen. Die Ordnungszahl reduziert sich beim Aussenden eines solchen Teilchens also um zwei, die Massenzahl um vier. Die neue Ordnungszahl ist in unserem Fall also 88, das ist das ebenfalls radioaktive Element Radon. Sendet das Thorium-Atom hingegen ein Elektron aus, so wird dadurch ein Neutronenkern in ein Proton umgewandelt und die Ordnungszahl reduziert sich um eins, das entstehende Element heißt Actinium. Da Elektronen verglichen mit Protonen oder Neutronen sehr leicht sind, ändert sich die Massenzahl in diesem Falle fast nicht.

■ ■ **Antwort 8.13**

Nach vier Halbwertszeiten ist die Zahl der radioaktiven Atome um den Faktor

$$\frac{1}{2} \cdot \frac{1}{2} \cdot \frac{1}{2} \cdot \frac{1}{2} = \frac{1}{2^4} = \frac{1}{16} \text{ reduziert.}$$

■ ■ **Antwort 8.14**

Die Zahl der radioaktiven Atome hat sich um den Faktor $\dfrac{20}{5120} = \dfrac{1}{256} = \dfrac{1}{2^8} = \left(\dfrac{1}{2}\right)^8$

reduziert. Da dies in 8 Stunden geschah, ist die Halbwertszeit also eine Stunde.

■ ■ **Antwort 8.15**

In den zwölf Minuten ist die Zahl der Silberatome um einen Faktor $\dfrac{2 \cdot 10^3}{64 \cdot 10^3} = \dfrac{1}{32} = \dfrac{1}{2^5}$

gefallen. In den zwölf Minuten liegen also fünf Halbwertszeiten. Wir müssen 720 Sekunden durch fünf teilen und bekommen 144 Sekunden für eine Halbwertszeit. Da dieses Silberisotop ein Elektron aussendet, reduziert sich die Ordnungszahl um eins auf 46 und es entsteht Palladium.

■ ■ **Antwort 8.16**

Eine Stunde entspricht hier drei Halbwertszeiten. Die Zahl der Bismut-Atome reduziert sich auf ein Achtel und in gleicher Weise auch die Aktivität. Wir bekommen also eine Aktivität von 125 Bq. Da dieses Bismut-Isotop ein α-Strahler ist, reduziert sich die Ordnungszahl um zwei und die Massenzahl um vier und wir bekommen das Element Titan $_{81}^{210}$Ti .

■■ **Antwort 8.17**

Für die Aktivität haben wir die Gleichung: $A(t) = \lambda \cdot N(t) = \dfrac{N(t)}{\tau}$. Die Zerfallskonstante λ ergibt sich also aus Aktivität geteilt durch Teilchenzahl. Das ergibt in unserem Fall $\lambda = 0,00487 \dfrac{1}{s}$. Die mittlere Lebensdauer ist der Kehrwert der Zerfallskonstante und somit bei uns 205 s. Die Halbwertszeit ist ungefähr um einen Faktor 0,7 kleiner und somit ergeben sich 144 Sekunden, wie in Frage 8.15.

■■ **Antwort 8.18**

Da wird man wahrscheinlich unterscheiden müssen, welchen Tod ein Smartphone sterben kann. Es kann zum Beispiel dadurch kaputtgehen, dass es herunterfällt. Dies ist sicher eher ein zufälliger Prozess so wie der radioaktive Zerfall auch. Hierfür könnte man also tatsächlich eine gewisse Halbwertszeit erwarten. Der häufigste Tod ist aber vielleicht, dass der Nutzer die Akkulebensdauer nicht mehr für akzeptabel hält. Dies wird für alle Akkus wahrscheinlich etwa zur gleichen Zeit passieren, sodass man hier besser von einer bestimmten Lebensdauer der Batterien spricht. Sicher haben auch viele andere Bauelemente im Smartphone eine begrenzte Lebensdauer. Es kann natürlich auch sein, dass ihr Smartphone gerade uncool wird, weil der Hersteller ein neues herausgebracht hat und Sie deshalb ein neues brauchen. Dann wird die Lebensdauer sozusagen vom Hersteller vorgegeben.

■■ **Antwort 8.19**

Wenn die starke Kernkraft verschwände, könnten sich keine Atomkerne mehr bilden außer dem von Wasserstoff, dessen Kern ja nur ein einzelnes Proton ist. Bestünde die ganze Welt dann also aus Wasserstoff? Tatsächlich kommt es noch schlimmer. Die Protonen sind aus Quarks zusammengesetzt und werden auch von der starken Kernkraft zusammengehalten. Es gäbe also weder Protonen noch Neutronen, sondern nur eine Suppe aus vielen verschiedenen Quarks und Elektronen und einer Anzahl weiterer Elementarteilchen. Nach dem heutigen Standardmodell wären das 53 verschiedene. Immerhin wäre die Szenerie beleuchtet, denn es gäbe Licht. Dennoch sollten wir nicht leichtfertig auf die starke Kernkraft verzichten. Der Spaß hielte sich in Grenzen.

Erratum zu: Übungsbuch Physik für Mediziner

Erratum zu

U. Harten, Übungsbuch Physik für Mediziner,
https://doi.org/10.1007/978-3-662-59150-5

Titelei: Die Seiten IV und V wurden aktualisiert.

Die aktualisierte Version dieses Buches finden Sie unter
https://doi.org/10.1007/978-3-662-59150-5
https://doi.org/10.1007/978-3-662-59150-5_1
https://doi.org/10.1007/978-3-662-59150-5_7

Kapitel 1: Abbildung 1.13 wurde durch eine neue Abbildung ersetzt, die nicht für die More Media App zur Verfügung steht.

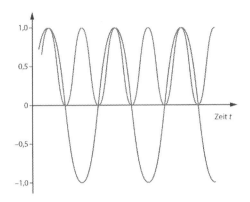

■ **Abb. 1.13**   Sinus (auch ins negative gehender Graph) und Sinus quadrat (Graph nur im Positiven)

Kapitel 7: Abbildung 7.8 wurde durch eine neue Abbildung ersetzt.

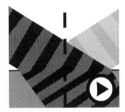

■ **Abb. 7.8**   Zu Antwort 7.4 Video

Serviceteil

Stichwortverzeichnis – 116

Stichwortverzeichnis

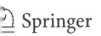
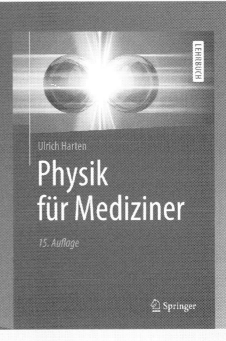

Printed in the United States
By Bookmasters